AF306916

Perumal Ponraj

Sistema de produção de leite biológico

Perumal Ponraj

Sistema de produção de leite biológico

Criação biológica de animais leiteiros

ScienciaScripts

Imprint
Any brand names and product names mentioned in this book are subject to trademark, brand or patent protection and are trademarks or registered trademarks of their respective holders. The use of brand names, product names, common names, trade names, product descriptions etc. even without a particular marking in this work is in no way to be construed to mean that such names may be regarded as unrestricted in respect of trademark and brand protection legislation and could thus be used by anyone.

Cover image: www.ingimage.com

This book is a translation from the original published under ISBN 978-613-3-99090-6.

Publisher:
Sciencia Scripts
is a trademark of
Dodo Books Indian Ocean Ltd. and OmniScriptum S.R.L publishing group

120 High Road, East Finchley, London, N2 9ED, United Kingdom
Str. Armeneasca 28/1, office 1, Chisinau MD-2012, Republic of Moldova, Europe
Printed at: see last page
ISBN: 978-620-8-07125-7

ÍNDICE

Dedicado

Para

Os meus queridos pais

PREFÁCIO

O sistema de produção de leite biológico define a criação de animais leiteiros com alimentos biológicos, especialmente as pastagens, que são cultivadas sem a utilização de quaisquer produtos químicos, como fertilizantes ou pesticidas, e sem a utilização restrita de antibióticos e hormonas ou quaisquer medicamentos ou produtos químicos. O leite obtido numa exploração leiteira é designado por leite biológico e respectivos produtos. O sistema de produção de leite biológico consiste em metas, objectivos, regras e regulamentos que os agricultores têm de seguir para alcançar a produção de leite biológico em cada momento. Neste livro, a definição de leite biológico, as perspectivas da produção de leite biológico, o potencial de mercado, os factores de crescimento do leite biológico, a análise SWOT para a produção de leite biológico, as fases da produção de leite biológico, os benefícios da produção de leite biológico, a estimativa da autenticidade do leite biológico, as autoridades reguladoras, os riscos identificados e a política a adotar para melhorar a produção de leite biológico são explicados para obter maiores benefícios na produção de leite biológico. Este livro será útil para os criadores de gado leiteiro, consumidores de leite, produtores comerciais de leite, investigadores, agências de exportação e importação de leite.

P. Perumal

Capítulo: 1

Introdução

A produção biológica de leite é um sistema importante de planeamento e conceção sistemáticos da exploração agrícola e de práticas de gestão adequadas para a produção de leite e dos seus produtos lácteos na ausência de antibióticos ou hormonas, pesticidas e fertilizantes sintéticos ou produtos químicos sintéticos como alimento ou para tratamento. A produção de leite biológico é feita através da criação de gado leiteiro num ambiente natural completamente completo, como o gado leiteiro que é criado em pastagens livres de fertilizantes químicos que cumprem as normas normais do sistema de agricultura biológica. Na agricultura biológica, a vaca leiteira recebe apenas forragens/gramíneas/alimentos naturais e evita-se completamente a utilização de insecticidas/pesticidas e antibióticos/outros alimentos sintéticos. Além disso, o leite é enviado diretamente dos úberes para as instalações de arrefecimento e pasteurização através de sistemas totalmente automatizados, o que confirma a ausência de contactos/toques humanos/mãos que possam resultar em contaminação e/ou leite não higiénico.

De acordo com a definição da equipa de estudo do USDA sobre agricultura biológica, "a agricultura biológica é um sistema que evita ou exclui largamente a utilização de factores de produção sintéticos (tais como fertilizantes, pesticidas, hormonas, aditivos alimentares, etc.) e que, na medida do possível, se baseia em rotações de culturas, resíduos de culturas, estrume animal, resíduos orgânicos fora da exploração, aditivos minerais de rocha e sistemas biológicos de mobilização de nutrientes e proteção das plantas".

Noutra definição, a FAO sugeriu que "a agricultura biológica é um sistema único de gestão da produção que promove e melhora a saúde dos agro-ecossistemas, incluindo a biodiversidade, os ciclos biológicos e a atividade biológica do solo, e isto é conseguido através da utilização de métodos agronómicos, biológicos e mecânicos na exploração, excluindo todos os factores de produção sintéticos fora da exploração".

É importante compreender que o método de agricultura biológica é um sistema/padrão de produção e tem um conjunto de objectivos, regras e regulamentos que permitem que os produtores de leite biológicos ajustem os requisitos às suas próprias situações particulares enquanto gerem a integridade biológica de um modo adequado e viável. As normas importantes para as regras e regulamentos de certificação da produção biológica de lacticínios para todos os produtores de lacticínios biológicos são as seguintes

1. A silagem, o feno e o pasto são cultivados na ausência de fertilizantes sintéticos e/ou pesticidas e

são considerados culturas biológicas

2. Os aditivos não naturais ou sintéticos para a alimentação animal e outros suplementos, como vitaminas, minerais e probióticos, são devidamente analisados e aprovados para utilização na exploração leiteira

3. Os Organismos Geneticamente Modificados (OGM) são estritamente excluídos ou proibidos

4. As terras utilizadas para o cultivo de culturas/forragens/grãos/alimentos biológicos devem estar isentas de todos os materiais proibidos durante, pelo menos, três anos antes da colheita biológica 1 st

5. No caso dos vitelos, os substitutos sintéticos do leite são totalmente proibidos e os vitelos devem ser alimentados com leite 100% biológico, bem como com alimentos 100% biológicos, tanto para as vacas como para os vitelos

6. Todos os animais leiteiros devem poder sair para o exterior, consoante as condições meteorológicas e ambientais. Os animais leiteiros com idade superior a seis meses devem ter acesso a pastagens, especialmente durante a época de crescimento

7. Os produtos de saúde a utilizar nas explorações leiteiras biológicas são os únicos aprovados; os antibióticos são estritamente proibidos e só podem ser utilizados em caso de doença/emergência ou por prescrição de um médico veterinário qualificado.

8. Quaisquer subprodutos de abate, subprodutos industriais, estrume ou ureia, etc., são estritamente proibidos na alimentação dos animais leiteiros biológicos

9. O bem-estar dos animais leiteiros deve ser cuidadosamente considerado e protocolos como o corte da cauda são estritamente proibidos, exceto se forem necessários para o estado de saúde do animal ou prescritos pelo veterinário. Outras práticas, como a descorna, devem ser praticadas de modo a reduzir o stress dos animais leiteiros biológicos e os ferimentos indesejáveis noutros animais.

10. O produtor de leite biológico deve conservar registos, dados e livros de notas suficientes para estudar e verificar a sua conformidade com as normas nacionais de produção biológica ou quaisquer normas adequadas aprovadas

11. Todas as explorações leiteiras biológicas devem ser inspeccionadas e auditadas todos os anos e qualquer exploração pode ser objeto de uma inspeção sem aviso prévio em qualquer altura durante a produção biológica.

O interesse e a importância da agricultura biológica e do sistema de criação animal biológica surgidos nos últimos tempos devem-se principalmente à crescente preocupação com o paradigma da agricultura convencional, que depende dos factores de produção sintéticos para aumentar os rendimentos, o que, por sua vez, constitui uma ameaça para a saúde humana, animal e ambiental. O sistema de agricultura intensiva, através da introdução de espécies estrangeiras ou exóticas, do desbravamento de terras, da fragmentação da vegetação, da alteração dos habitats e da erosão dos solos, tem sido uma das principais causas da deterioração da biodiversidade (Bengtsson *et al.*, 2005; Hole *et al.*, 2005) em locais como as ilhas Andaman e Nicobar e as regiões do Nordeste da Índia. Por outro lado, o sistema de produção biológica centra-se na conservação da matéria orgânica e da biologia do solo, a fim de criar um ambiente ou uma situação sustentável e/ou dinâmica para produzir alimentos para animais e géneros alimentícios saudáveis e também para beneficiar a fauna e a flora (Fuller *et al.*, 2005; Gabriel *et al.*, 2010). A qualidade e a quantidade da base de recursos naturais estão a diminuir, especialmente nos locais onde o sistema de agricultura intensiva é praticado há décadas e, com base nas crescentes evidências disponíveis, há presença de resíduos de toxinas/químicos na cadeia alimentar devido ao resultado do sistema de agricultura química intensiva por vários investigadores e investigações. Ao mesmo tempo, os consumidores procuram ou esperam cada vez mais alimentos seguros para o ambiente e respeitadores da saúde, isentos de resíduos químicos/toxinas e com elevados padrões de qualidade em termos de bem-estar dos animais, e o sistema de produção biológica pode garantir essa condição (Chander *et al.*, 2011). Por conseguinte, a agricultura biológica e o sistema de criação animal biológica estão a ganhar importância entre os agricultores indianos. Além disso, é também reconhecida como a única alternativa possível e viável, bem como a única opção interessante para uma agricultura constante e sustentável e para os seus sectores conexos nos países em desenvolvimento, uma vez que a agricultura biológica proporciona uma combinação única de factores de produção, como tecnologias e factores de produção externos reduzidos, eficiência dos factores de produção e conservação e proteção do ambiente (Augustine *et al.*, 2013). O conceito e a prática da produção biológica de leite são relativamente novos em comparação com a agricultura biológica. Os produtos lácteos biológicos foram introduzidos no mercado comercial na década de 1990 e estabeleceram-se como uma categoria biológica importante, ao passo que, no subcontinente indiano, isso se tornou visível num período posterior (Oruganti, 2011). A criação biológica de gado leiteiro define que os animais crescem apenas em condições ambientais de alimentação e forragem biológicas (pastagens desenvolvidas sem a utilização de fertilizantes sintéticos e/ou produtos químicos/pesticidas ou outros) e que lhes é permitido aceder às pastagens ou ao exterior com a aplicação restrita de hormonas e antibióticos. Também evita propositadamente incluir no sistema de agricultura biológica a utilização de factores de produção sintéticos, como aditivos alimentares, medicamentos e materiais de reprodução geneticamente modificados. O bem-estar dos animais é também de importância primordial no sistema e na gestão da produção leiteira biológica (Chander e Subbhramaheswari, 2013). O sistema de produção de leite biológico é um sistema de produção que tem um conjunto de regulamentos baseados em objectivos e objectos que permitem aos produtores de leite organizar e gerir a sua própria integridade de produção leiteira biológica sem receber nada do exterior (Wolde e Tamir, 2016).

Capítulo: 2

Breve história da produção leiteira biológica

É comummente aceite que o movimento da agricultura biológica teve início na década de 1940, em Inglaterra, com os escritos de Sir Albert Howard, que tomou conhecimento das práticas biológicas na Índia durante a década de 1920. Nos Estados Unidos, a origem do movimento biológico é geralmente atribuída a J. I. Rodale. As razões para produzir e comprar alimentos biológicos são uma escolha individual e podem ser muito complexas. No entanto, a maior parte da produção e compra de produtos biológicos enquadra-se em três categorias diferentes: comunidade, saúde e ambiente. Rachel Carson publicou *Silent Spring (primavera Silenciosa)* em 1962 e, desde então, tem havido uma preocupação crescente com o paradigma da agricultura convencional, que depende de factores de produção sintéticos para aumentar ou maximizar os rendimentos e que constitui uma ameaça para a floresta e o ambiente, para além de desligar os agricultores, a terra e as suas comunidades no sistema agrícola convencional. Os princípios fundamentais do movimento biológico são os solos saudáveis que, por sua vez, conduzem a culturas e animais saudáveis e a um planeta saudável. O sistema de produção agrícola e pecuária biológica tem como objetivo a construção de uma matéria orgânica saudável no solo, bem como de um sistema biológico para criar um ambiente constante, sustentável, dinâmico e favorável à produção de alimentos saudáveis para animais e para consumo humano. O sistema de agricultura biológica também é visto como uma forma adequada de sustentabilidade e apoio às explorações agrícolas familiares em relação aos modelos de mega-agriculturas e empresas sem rosto e em constante expansão. Os frutos, cereais e produtos hortícolas e os produtos da pecuária biológicos são, desde há muito, a base do movimento biológico e a produção biológica de lacticínios é relativamente recente no sistema biológico em comparação com a agricultura biológica. O êxito das explorações leiteiras biológicas depende, em grande medida, de vários acontecimentos críticos, incluindo uma reação à introdução pela Monsanto, em 1994, da hormona de crescimento bovina geneticamente modificada ou recombinante (rBGH). A utilização da rBGH, associada a uma maior sensibilização dos consumidores para o facto de a soja, o milho e outras culturas geneticamente modificadas, cultivadas com a administração de pesticidas sintéticos, serem dados a comer aos animais; a suplementação de subprodutos do abate na alimentação dos ruminantes e a preocupação com a doença das vacas loucas e a utilização mais elevada ou crescente de medicamentos sintéticos, tais como hormonas, antibióticos, drogas e esteróides, incentivaram muitos consumidores a procurar produtos lácteos biológicos adequados. Estes consumidores passaram a confiar nas garantias dos produtos lácteos biológicos certificados como uma fonte fiável de produtos lácteos não adulterados.

Ao mesmo tempo, a organização e os esforços de marketing dos produtores e fabricantes de alimentos orgânicos estabeleceram uma infraestrutura e uma presença no mercado que torna os produtos lácteos orgânicos de alta qualidade disponíveis, acessíveis e desejáveis, tanto nas mercearias especializadas em produtos naturais como nas mercearias de massa. Os produtos lácteos biológicos são muitas vezes considerados como produtos de entrada, na medida em que os consumidores fazem as suas primeiras incursões na compra de produtos biológicos através da compra de produtos lácteos biológicos e, eventualmente, aumentam a sua fidelidade aos produtos biológicos à medida que se tornam cada vez mais conhecedores dos alimentos.

Perspectivas da produção leiteira biológica na Índia

O sistema de agricultura tradicional e integrada na Índia rural foi/é seguido desde há séculos e a crescente sensibilização dos consumidores e a procura de produtos alimentares saudáveis no mercado interno e externo, o sistema de agricultura biológica poderia ser uma bênção para os agricultores indianos. Na Índia, no sector da agricultura, a produção leiteira não é altamente intensiva, como se observa noutros países desenvolvidos, especialmente na produção leiteira (Wolde e Tamir, 2016). Algumas das regiões agro-climáticas da Índia são mais adequadas para a produção de leite biológico. Essas zonas incluem Madhya Pradesh, as zonas de sequeiro do Rajastão, Gujarat, Jammu e Caxemira, as zonas montanhosas de Himachal Pradesh, Tamil Nadu, Uttaranchal, toda a região nordeste e as ilhas Andaman e Nicobar. Existem algumas zonas no país, especialmente nas regiões montanhosas e em certas comunidades tribais, onde as tecnologias da revolução verde ainda não chegaram, não foram aceites e não adoptaram a utilização de agro-químicos. Estas regiões foram classificadas como zonas biológicas (Singh, 2007). A região nordeste e as ilhas Andaman e Nicobar da Índia têm também um potencial mais elevado para a produção biológica de produtos lácteos, devido à menor utilização de produtos químicos, estimando-se que existem mais de 18 milhões de hectares de terras disponíveis que podem ser exploradas para a produção biológica sistemática (Ghosh, 2006). A região das planícies trans-gangéticas de Haryana, Punjab, U.P. ocidental e partes do Rajastão evidenciaram a maior intensificação da agricultura através de rotações intensivas de culturas e da utilização intensiva de fertilizantes inorgânicos, pesticidas e agro-químicos. No entanto, mesmo nesta e noutras regiões, a produção leiteira não foi muito intensificada como nos países avançados, pelo que pode ser convertida para o modo de produção biológico com pouco esforço. A produção leiteira biológica tem um grande alcance no país, uma vez que se trata de um sistema de produçao com poucos factores de produção, baseado em resíduos de culturas e forragens, que contribui para 70% da produção total de leite do país (Kumar *et al.*, 2005). Assim, espera-se que estes sistemas ofereçam um sistema de produção mais rentável e sustentável baseado em factores de produção reduzidos (Hermansen, 2003). Mas a predominância de pequenos proprietários de terras marginais e de produtores de leite sem terra e de mão de obra neste sector é também uma fonte de potenciais desafios para a produção biológica de leite, especialmente devido às dificuldades de certificação e à rastreabilidade dos problemas. Além disso, estes pequenos agricultores produzem alguns litros de leite por dia e não estão em condições de o comercializar como leite biológico devido ao seu desconhecimento e à indisponibilidade de um mercado local para os produtos biológicos e de um preço mais elevado. No entanto, a sociedade ou organização cooperativa pode desempenhar um papel importante na promoção da produção leiteira biológica nestas zonas rurais interiores, através da sensibilização, certificação, aquisição, transformação e comercialização do leite biológico. Mas, por outro lado, como a procura de produtos biológicos no mercado interno é menor, para obterem um preço mais elevado pelos seus produtos, os agricultores têm de depender definitivamente do mercado de exportação/mercado externo. Os produtos de origem animal e os seus subprodutos representam ainda uma pequena parte do mercado biológico em comparação com as frutas, os cereais e as ervas aromáticas e, em termos de exportações, os produtos de origem animal são quase insignificantes em países em desenvolvimento como a Índia (Willer e Kilcher, 2011). Por conseguinte, é necessário analisar criticamente os prós e os contras, os pontos fortes, os pontos fracos, as oportunidades e as ameaças (análise SWOT) relacionados com o sistema de produção leiteira biológica na Índia em geral e nas ilhas Andaman e Nicobar em particular.

Capítulo: 3

Potencial de mercado

Nas últimas duas décadas, registou-se um enorme potencial de crescimento do número de explorações agrícolas biológicas em todo o mundo. Em resultado da alteração das preferências dos consumidores, o crescimento do mercado de produtos lácteos biológicos nos países desenvolvidos rejuvenesceu a agricultura e os sectores conexos nos países em desenvolvimento como a Índia. Cerca de 130 países produzem produtos biológicos certificados à escala comercial, dos quais 30 em África, 30 na Ásia-Pacífico, 20 nos países da América Central, 5 na Austrália e no Pacífico e a maioria dos países da Europa, bem como os Estados Unidos da América e o Canadá (ITC, 1999) em todo o mundo. Em 2001, o mercado total de alimentos e bebidas biológicos era de cerca de 21 mil milhões de dólares e prevê-se que aumente para 80 mil milhões de dólares até 2008, com uma taxa de crescimento anual de 20% (ITC, 2002). As estimativas mais recentes sugerem que, atualmente, devem existir mais de $0,15 \times 10^6$ explorações agrícolas biológicas em todo o mundo, cobrindo uma superfície total de $26,3 \times 10^6$ hectares (Willer e Yussefi, 2004).

A nível internacional, a quota de mercado dos produtos biológicos é atualmente de cerca de 2% dos mercados alimentares mundiais, com uma taxa de crescimento de 20 a 30% por ano

A venda mundial de produtos biológicos na posição atual é de cerca de 28 mil milhões de dólares. Da mesma forma, o mercado mundial de produtos lácteos orgânicos foi estimado em US$ 15 bilhões em 2014 e também deverá aumentar para US$ 26 bilhões até 2019, com uma tendência de crescimento a um CAGR de 11,7%.

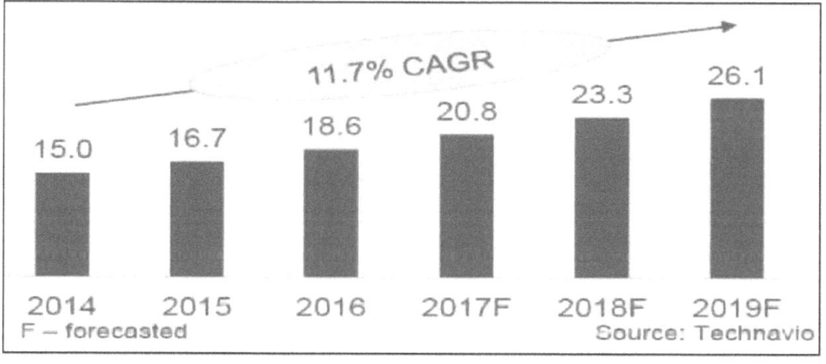

A tendência é que os consumidores se concentrem cada vez mais no consumo de alimentos e bebidas biológicos, o que obrigará os fabricantes a iniciar ou lançar produtos lácteos biológicos inovadores e exóticos de forma eficiente.

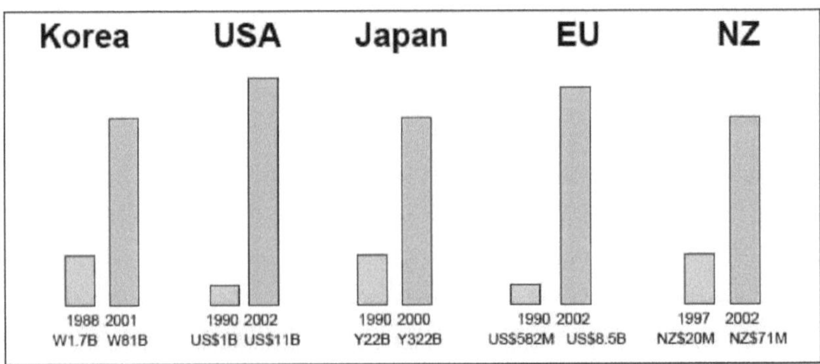

Nos últimos anos, foram incluídos e introduzidos nos mercados comerciais alguns dos produtos lácteos biológicos inovadores, como o iogurte biológico com granola e coberturas de fruta, o iogurte grego, bem como o leite biológico que contém elevadas quantidades de antioxidantes e ácidos gordos essenciais saudáveis, como o DHA e o ómega 3.

Rentabilidade da produção leiteira biológica: a tabela representa o exemplo do desempenho do efetivo leiteiro biológico e não biológico no Minnesota e em Vermont em 2010.

Dados	Minnesota		Vermont	
	Orgânico	Não orgânico	Orgânico	Não orgânico
Vacas por efetivo	79	137	66	55
Preço do leite ($/cwt)	26.19	16.26	13.30	30.40
Produção (lbs)	12819	21832	19909	13116
Rendimento ($/vaca)	3102	3278	4199	4469
Custo da alimentação ($/vaca)	1210	1569	1005	1065
Custo total ($/vaca)	2346	3057	3286	3555
Rendimento líquido ($/vaca)	756	212	925	914

A Europa e a América do Norte representam mais de 90% do mercado total

❖ A Europa ocupa ~50% do mercado mundial de leite biológico, seguida da América do Norte e dos países da Ásia-Pacífico, com 40,7% e 6,3% de quota, respetivamente.

❖ O mercado de produtos lácteos orgânicos nos países da Ásia-Pacífico foi estimado em cerca de

US $ 0,9 bilhões no ano de 2014 e também deve atingir US $ 1,7 bilhões até o ano de 2019, com uma tendência crescente em um CAGR de ~ 12,3%.

❖ Com o aumento dos rendimentos disponíveis e uma maior sensibilização para as opções alimentares biológicas nos mercados emergentes actuais, como a China, a Coreia do Sul e a Índia, os consumidores exigem cada vez mais produtos lácteos de alta qualidade e ricos em nutrientes.

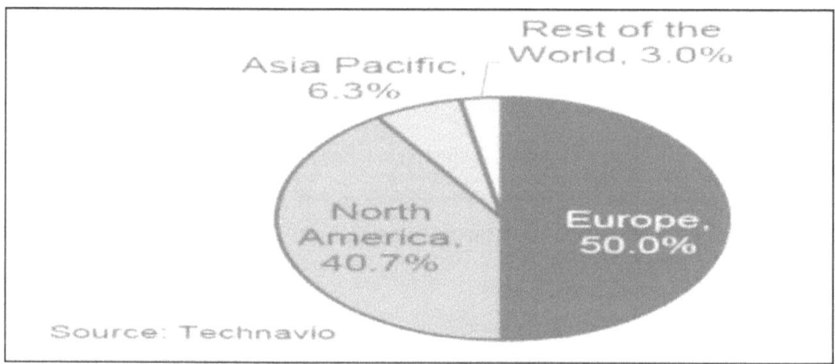

Figura **Mercado global de produtos lácteos biológicos por geografia 2014**

Mercado indiano dos lacticínios

❖ A procura crescente de leite fresco e embalado e dos seus produtos, bem como de especialidades étnicas de produtos lácteos, está a alargar a base do sector dos produtos lácteos modernos da Índia, que representa quase 17% do total das despesas em produtos alimentares na Índia.

❖ Prevê-se que o mercado dos produtos lácteos na Índia atinja 22,5 mil milhões de dólares até 2020, com uma tendência de crescimento de 15,3% durante o período de 2010-2020.

❖ O mercado do leite biológico representa menos de 1% do mercado total do leite na Índia, mas a procura e o consumo de leite biológico e dos seus produtos lácteos, especialmente o ghee biológico, estão a aumentar. Operadores de nicho como Organic India, Holy Cow Foundation e Vedic Cow entraram na categoria de nicho em rápido crescimento da produção e comercialização de ghee de vaca biológico

❖ A Organic India, um operador de nicho sediado em Lucknow, observou um crescimento da procura do seu ghee biológico de 400% nos últimos quatro anos, desde o seu lançamento, e isto quando os custos do ghee biológico aumentaram pelo menos 40-50% em relação ao ghee convencional.

❖ O sector não organizado é constituído por pequenos agricultores e agricultores marginais, bem como por cooperativas que contribuem principalmente para o mercado dos produtos lácteos na Índia. No entanto, nos últimos anos, o sector organizado tem vindo a desenvolver-se rapidamente, fornecendo aos consumidores finais produtos personalizados e inovadores, como o leite biológico e o paneer biológico, pelo que a quota de mercado organizada dos produtos lácteos biológicos tem vindo a aumentar.

❖ Os consumidores estão a optar cada vez mais por leite e produtos lácteos embalados, em vez de não embalados, principalmente devido à garantia de qualidade, higiene e segurança consistentes do leite e dos seus produtos.

❖ Além disso, os produtores de leite biológico estabeleceram ligações com pontos de venda de leite do comércio moderno, como sítios Web de comércio eletrónico, bem como lojas de venda a retalho de alimentos gourmet (Nature's basket, Le Marche), para impulsionar as vendas e aumentar a visibilidade dos produtos lácteos biológicos.

❖ Prevê-se que o mercado dos produtos lácteos biológicos cresça a uma taxa de 15% por ano num futuro próximo, à medida que os clientes se tornam mais conscientes dos seus benefícios para a saúde

❖ A Autoridade de Segurança Alimentar e Normas da Índia (FSSAI) constatou em 2012 que cerca de 70% do leite em todo o país era misturado e diluído com leite em pó, água ou misturado com impurezas como ureia, solução detergente e formaldeído líquido, etc.

❖ Além disso, os consumidores estão a tornar-se cépticos em relação às marcas de leite tetra Pak, que não são transparentes quanto à origem do leite, ao modo como as vacas são tratadas, etc.

Os empresários estão a investir na oferta de alternativas saudáveis ao leite comprado em lojas através de explorações agrícolas biológicas

1. Feliz Moo

A empresa permite que as vacas pastem livremente em erva biológica, descansem em camas individuais, bebam água fresca e limpa, recebam massagens diárias com cerveja, nadem num dia quente de verão e ouçam sons relaxantes durante todo o dia.

2. Orgulho das vacas

A empresa dá uma ênfase acrescida à produção de leite de qualidade, garantindo que o leite chega à porta do consumidor no prazo de três horas e mantendo rigorosamente uma cadeia de abastecimento a frio de 4°C para assegurar que nenhuma bactéria possa contaminar as instalações de engarrafamento ou de ordenha.

3. **Explorações agrícolas de Sarda**

Há ventiladores e água fresca em toda a quinta, não há restrições impostas a nenhuma vaca e elas até têm acesso a escovas de massagem sensíveis ao movimento. A Sarda Farms não só tem máquinas de ordenha automáticas sem qualquer intervenção humana, como também utiliza localizadores GPS em todos os seus camiões de entrega para garantir que o leite é entregue diretamente aos consumidores sem qualquer desvio.

4. **Quintas leiteiras Astra**

Na Astra Farms, 100 vacas são alimentadas diariamente com cerca de 35 kg de milho biológico, erva e luzerna. Acreditam em alimentar as vacas com os alimentos certos e dar-lhes os melhores cuidados.

Capítulo: 4

Factores de crescimento da produção de leite biológico

1. Aumentar a sensibilização para a saúde

O aumento da sensibilização para os valores nutricionais dos produtos biológicos e a crescente disponibilidade dos consumidores para gastar em leite não convencional e seus produtos, como iogurtes, bebidas probióticas, etc., têm, por sua vez, aumentado a adoção de alimentos biológicos. Além disso, os consumidores estão também a conhecer cada vez melhor os efeitos nocivos do leite e dos produtos lácteos derivados da produção leiteira convencional, em que se utilizam pesticidas.

2. Factores macroeconómicos favoráveis

Prevê-se que a população urbana na Índia aumente de $420x10^6$ em 2015 para $527x10^6$ em 2025, o que resultará num aumento da procura de alimentos nutritivos e saudáveis. Os consumidores urbanos estão dispostos a pagar preços mais elevados por alimentos biológicos e seus produtos. A população da classe média indiana, que é de aproximadamente 270x106 pessoas com um rendimento de 4 000 a 20 000 dólares, deverá duplicar na próxima década.

3. Ofertas inovadoras dos operadores do sector dos lacticínios

Os fabricantes nacionais de produtos lácteos estão a concentrar-se cada vez mais na oferta de produtos alimentares para consumidores preocupados com a saúde e a nutrição e na inclusão ou introdução de inovações nas embalagens para reforçar a sua posição no mercado e o seu potencial. Por exemplo, a MILMA, a Kerala Co-operative Milk Marketing Federation Ltd, está a estabelecer uma parceria com uma empresa neerlandesa para produzir "leite e produtos lácteos biológicos" saudáveis, nutritivos e de elevada qualidade, sem utilizar quaisquer alimentos ou forragens sintéticos, antibióticos ou hormonas durante a criação do gado leiteiro.

4. Apoio crescente do Governo da Índia

O Governo indiano está a promover a agricultura biológica, bem como o consumo de alimentos biológicos no país. Além disso, é também prestada assistência financeira aos agricultores interessados em adotar a agricultura biológica ao abrigo de diferentes regimes do governo central, como a Missão Nacional para a Agricultura Sustentável (NMSA), a Missão Nacional de Segurança Alimentar (NFSM), a Missão para o Desenvolvimento Integrado da Horticultura (MIDH) e o Rashtriya Krishi Vikas Yojana (RKVY).

5. Crescente penetração do retalho organizado

Na Índia, o comércio retalhista organizado encontra-se atualmente numa fase incipiente e representa cerca de 8% da quota do mercado retalhista, prevendo-se também que aumente para cerca de 10% da quota total do comércio retalhista até 2019. Operadores retalhistas como Big Bazar, Easy Day e Reliance Fresh ajudaram a sensibilizar os consumidores para as opções de alimentos biológicos disponíveis na Índia. Além disso, a disponibilidade de uma grande variedade de leite biológico, bem como dos seus produtos, deve-se à crescente proeminência do mercado retalhista organizado, juntamente com o aumento da conetividade mundial, que levou a uma fácil disponibilidade e alteração dos gostos, bem como à preferência dos consumidores domésticos de alimentos biológicos.

6. Evolução do segmento das mercearias electrónicas na Índia

Na Índia, prevê-se que o mercado das mercearias electrónicas cresça a uma taxa de crescimento anual de 26% durante o período de 2015-2019, impulsionado pela utilização e penetração crescentes da conetividade à Internet, dos serviços bancários via Internet, bem como pela crescente popularidade das compras por telemóvel, sem quaisquer restrições de tempo e de localização. Para além da mercearia eletrónica em linha, empresas em fase de arranque como a Big Basket e a Grofers, os mercados horizontais existentes também consideram a mercearia como um espaço viável. Em 2015, a Snapdeal celebrou um memorando de entendimento com a Godrej Nature Basket, enquanto a Paytm lançou uma aplicação específica para encomendas e aquisições de produtos de mercearia eletrónica.

Capítulo: 5

Leite biológico - da quinta para a mesa

1. O conceito de produção biológica de produtos lácteos tem duas actividades diferentes: i) produção biológica de produtos lácteos através do cultivo de gado leiteiro de raças autóctones locais, saudáveis e de boa qualidade, em ambiente e procedimentos biológicos completamente adoptados, pelo que o leite produzido a partir desses animais pode ser certificado como leite biológico e mesmo por agências internacionais reconhecidas, ii) produção de uma variedade de produtos lácteos a partir do leite biológico da exploração biológica, utilizando um processo de preparação completo e ingredientes de origem para cumprir as normas biológicas, bem como as especificações.

2. Todas as vacas leiteiras de uma exploração leiteira biológica são cuidadosamente selecionadas depois de verificados os seus antecedentes e para garantir que apenas as melhores são aprovadas. Estas vacas leiteiras são colocadas em quarentena num ambiente externo durante um mínimo de 3 a 4 semanas antes de serem introduzidas numa exploração leiteira para operações de rotina. Estas vacas são autorizadas a ordenhar por máquinas no posto de ordenha automatizado e o leite é imediatamente enviado para um refrigerador a granel através de condutas hermeticamente fechadas para posterior processamento.

3. O arrefecedor a granel arrefece o leite gradualmente até aos 4°C, altura em que o leite é preservado sem qualquer degradação.

4. Em seguida, o leite é transportado para uma unidade de transformação através de camiões-cisterna isolados. A cadeia de frio é seguida de medidas rigorosas que garantem que o leite biológico chega aos consumidores sem ser tocado pelas mãos e refrigerado para manter os padrões de qualidade e o sabor.

Capítulo: 6

Análise SWOT (Strengths, Weakness, Opportunities and Threats) da agricultura biológica na Índia

Pontos fortes

1. Disponibilidade de raças autóctones de qualidade

As raças de gado necessárias para o sistema de produção biológica de lacticínios são muito específicas de cada local (NPOP, 2005). Num país diversificado como a Índia, existem raças e uma só raça de animais leiteiros não tem tido muito sucesso e não é recomendada. No entanto, ao contrário de outros países, a Índia dispõe de uma série de raças leiteiras locais de boa qualidade para cada região específica. Raças de gado como Sahiwal, Gir, Red Sindhi, Rathi, Tharparkar e raças de búfalos como Murrah, Surti, Nili Ravi, Jaffrabadi, Mehsana são as melhores raças produtoras de leite no subcontinente indiano.

2. Sistema agrícola tradicional e integrado

O sistema de agricultura biológica exige diversidade de culturas, complexidade do agro-ecossistema e uma transição da monocultura para o mosaico e a integração temporal e espacial óptima dos componentes (Nardone *et al.,* 2004). O sistema integrado de produção animal e vegetal é muito predominante em países como a Índia, onde a população animal bem diversificada é ideal e adequada para a prática da produção biológica de lacticínios e de gado. A maioria dos produtores de leite indianos continua a praticar uma agricultura próxima da natural, com uma utilização limitada de factores de produção externos/recursos, incluindo para a produção animal, e uma dependência máxima da exploração, o que os aproxima ainda mais da agricultura biológica. Esta integração de várias formas de culturas e de criação de animais garante a disponibilidade de factores de produção tanto para a agricultura como para os lacticínios, juntamente com uma reciclagem eficiente dos subprodutos de ambos para uma utilização eficaz. Também oferece interações sinérgicas e mútuas com uma contribuição total maior do que o total dos seus efeitos individuais (Devendra, 2003).

3. Resistência às doenças

As raças de animais leiteiros da Índia são altamente resistentes às doenças e ao stress e também necessitam de menos medicamentos alopáticos/antibióticos/químicos, o que as torna adequadas para a criação no âmbito da gestão biológica. Se o animal sofrer de problemas de saúde, podem ser utilizados medicamentos homeopáticos, ayurvédicos ou siddha para tratamento. O continente indiano possui uma biodiversidade rica, juntamente com uma base rica de conhecimentos tradicionais indígenas (ITK) entre os agricultores, o que garante um tratamento e controlo eficazes e a recuperação dos animais em caso de qualquer problema de saúde. O aumento dos esforços de investigação também garantiu a existência de conhecimentos, informações e tecnologias suficientes para prevenir as doenças e gerir a alimentação no sistema de produção de leite biológico (Nardone *et al.*, 2004).

4. Bem-estar dos animais

Em geral, na Índia, a criação de gado leiteiro é em grande parte extensiva ou semi-extensiva, em que os animais não são vistos como um veículo de negócio, como uma indústria ou uma fábrica de produção animal, o que era comum nos países desenvolvidos (Chander, 2014). O bem-estar dos animais não é demasiado comprometido pelos agricultores indianos comuns devido a sanções religiosas e obrigações morais na Índia.

5. Conhecimentos técnicos indígenas

A Índia é o grande celeiro de conhecimentos tradicionais autóctones diversificados e úteis para todos os aspectos do sistema agrícola. Por conseguinte, os agricultores indianos utilizam largamente o sistema de cuidados de saúde ayurvédico e o sistema de cuidados de saúde baseado em ervas étnicas locais para as actividades de cuidados de saúde animal. O tratamento com medicamentos alopáticos é escasso, o que não só reduz os custos como também coloca a nação, a Índia, numa posição de vantagem em relação aos países desenvolvidos.

6. Melhor desempenho dos animais leiteiros

Em geral, os rendimentos diminuem cerca de 10% aquando da conversão para o sistema de produção biológica, mas é possível gerir um elevado nível de rendimento das vacas leiteiras biológicas. No National Dairy Research Institute, Karnal, foi efectuada uma investigação que demonstrou que os rendimentos totais da lactação (2358,33 ± 248,08 vs. 2703,93 ± 237,42 kg), a duração total da lactação (323,5 ± 41,84 vs. 347,66 ± 39.722 dias) e a produção de leite aos 305 dias (2081 ± 133,90 vs. 2439,7 ± 156,25 kg) foram inferiores nas búfalas geridas de forma convencional ou biológica em comparação com as búfalas geridas de forma biológica, o que foi comprovado. Verificou-se que o estado de saúde dos búfalos nos grupos geridos de forma biológica era muito melhor do que o estado de saúde no grupo de controlo/convencional de búfalos, que os búfalos eram mantidos em circunstâncias normais (Kamboj *et al.*, 2013). Da mesma forma, estudos realizados em diferentes países europeus relataram uma variação de 80-105% no nível de produção de leite do rebanho gerido organicamente (Padel, 2000; Hermansen, 2003). Em geral, a gestão biológica das vacas leiteiras causa menos stress metabólico e formação de radicais livres do que a gestão mais natural, mas pela mesma razão, a produção média de leite é muito menor e o desempenho reprodutivo é frequentemente muito melhor. No entanto, uma boa gestão do fornecimento de nutrientes sob a forma de alimentos/forragens biológicos pode assegurar uma produção de leite comparável à do gado leiteiro gerido de forma biológica a longo prazo (Jakobsen e Hermansen, 2001).

Pontos fracos

1. Pequeno agricultor e agricultor marginal

A produção leiteira é dominada, tal como a agricultura, por pequenos agricultores e agricultores marginais na Índia. Cerca de 70% da produção total de leite no país provém de pequenos agricultores e agricultores marginais. O leite e os seus produtos provêm essencialmente de um grande número de pequenos agricultores e a sua rastreabilidade é uma opção muito difícil na Índia. O aumento da procura local de produtos lácteos biológicos e, tendo em conta a rica experiência da Índia em matéria de movimento cooperativo, especialmente no sector dos lacticínios, a promoção do movimento cooperativo na produção de lacticínios, bem como a agricultura por contrato, podem ultrapassar estas dificuldades inerentes à predominância dos pequenos agricultores e dos produtores marginais. Um modelo inovador de cadeia de valor como o Ksheerasamruddhi em Kerala, que se baseia na formação de um grupo de autoajuda (SHG) para produzir, embalar e fornecer leite de qualidade à porta do consumidor nas áreas circundantes, também poderia ser explorado para a produção e comercialização de leite biológico (Sreeram e Gupta, 2016).

2. Incidência da doença

A Índia erradicou muitas doenças como a peste bovina (Gangadharan, 2010), mas a prevalência de doenças como a febre aftosa (FA) e a mastite em diferentes regiões da Índia é também um dos factores limitativos da manutenção da qualidade e da exportação de produtos lácteos. Juntamente com as condições desordenadas e anti-higiénicas prevalecentes nos locais de produção, nas unidades de transformação e nas salas de distribuição, a Índia tem de tomar muitas medidas para poder exportar os produtos lácteos biológicos e tornar-se um país produtor de leite biológico no mundo (Barbuddhe e Swain, 2008). Nos sistemas de produção animal biológica, os animais estão particularmente em risco devido à proibição da medicação profiláctica e da criação ao ar livre. Mas no sistema de produção biológica de leite, a infeção e infestação por parasitas são os maiores desafios em termos de cuidados de saúde animal e, consequentemente, em termos de qualidade do produto para o consumidor (Kouba, 2003). Por conseguinte, o controlo destas doenças é um fator prioritário para aumentar a aceitabilidade dos nossos produtos nos países ocidentais, tendo em conta as suas normas biológicas rigorosas. Embora estes problemas não possam ser completamente erradicados de uma só vez, podem ser controlados lenta e gradualmente através de uma gestão racional do pastoreio e de outros procedimentos de gestão adequados, como a deslocação do gado para áreas não infectadas e/ou a utilização de estratégias de diluição, alternando ou misturando espécies na mesma pastagem, a utilização de extractos de plantas, a utilização de tratamento homeopático, a utilização de métodos biológicos de controlo ou tratamento, utilização de culturas forrageiras especiais e de espécies de pastagem melhoradas, que podem melhorar a resistência animal, como *Lotus pedunculates*, que contém uma grande quantidade de tanino condensado, desenvolvimento de vacinas contra parasitas, nutrição animal, que estão a melhorar a resiliência e a resistência, controlo biológico de parasitas, como a aplicação de inimigos naturais nativos ou exóticos contra parasitas nemátodes, resistência genética a infecções por nemátodes, etc. (Ronchi e Nardone, 2003).

3. Queda de produção e preocupação com os custos

Vários relatórios em todo o mundo apresentam diferentes relatos sobre a produtividade do gado leiteiro na produção leiteira biológica, que varia entre rendimentos de leite 10 a 18% mais baixos e rendimentos de leite significativamente mais elevados em situações favoráveis, em comparação com o sistema de produção leiteira convencional (IFAD, 2010; UNCTAD, 2013). Também é referido que a saúde das vacas biológicas pode ser prejudicada devido a um plano de nutrição mais pobre, afetado pelas restrições aos alimentos utilizados na produção leiteira biológica (Hermansen, 2003). No entanto, muitos relatórios anularam esta preocupação, uma vez que não foram identificadas grandes diferenças nos aspectos sanitários em geral no sistema de produção biológica. Em geral, a produção de leite diminuiu durante o período inicial de conversão da produção leiteira convencional para a biológica. No entanto, como na Índia a produtividade das raças animais autóctones locais é mais baixa e os produtores de leite são predominantemente pequenos e marginais, a escassa perda de produção não poderá ser suportada pelos produtores de leite e, por conseguinte, será possivelmente desencorajadora e desmotivadora para a conversão para a produção leiteira biológica. Outro ponto de preocupação importante é o facto de a produção leiteira biológica implicar uma utilização mais intensiva de mão de obra em todas as actividades agrícolas. O sistema de agricultura biológica necessita de, pelo menos, 10-20% mais mão de obra para a sua gestão do que nas explorações convencionais (Wolde e Tamir, 2016). Os custos dos factores de produção biológicos são também muitas vezes superiores aos do sistema de agricultura convencional. Por conseguinte, os custos totais de exploração da maioria dos sistemas de produção leiteira biológica são muito inferiores aos das explorações convencionais, o que não indica ou se traduz necessariamente num rendimento líquido de mercado mais elevado por unidade de mão de obra, uma vez que as explorações biológicas necessitam de mais unidades de mão de obra e de factores de produção para gerir o mesmo número de hectares ou de vacas. No entanto, estas preocupações em matéria de custos e de produção podem ser ultrapassadas através de uma maior disponibilidade dos consumidores para pagar preços mais elevados, da redução dos custos através de uma cadeia de mercado mais evoluída e da introdução de subsídios para os agricultores durante o período de transição para a perda de produção.

4. Falta de conhecimentos sobre agricultura biológica e de formação adequada

Na maior parte dos países em desenvolvimento, como a Índia, a promoção de sistemas agrícolas inorgânicos baseados em produtos químicos corroeu/reduziu a base de conhecimentos tecnológicos autóctones e, atualmente, grande parte desses conhecimentos técnicos e apoios são orientados para a utilização de tecnologias que podem melhorar a produtividade por unidade de insumo e de tempo. Além disso, não há uma promoção alargada do trabalho no que respeita ao impacto negativo dos produtos do sistema agrícola inorgânico (Setboonsarng, 2006). A falta de formação adequada dos agricultores indianos, bem como a falta de sensibilização e de conhecimentos sobre as várias questões importantes da agricultura biológica, constituem um desafio para a promoção da produção leiteira biológica na Índia. Além disso, há também falta de prática e formação adequadas, especialmente relacionadas com os procedimentos e normas da produção biológica de lacticínios (Kamboj e Prasad, 2013). No entanto, com a crescente consciencialização e penetração das TIC entre os agricultores indianos, este problema pode ser resolvido e também ajudará a fazer chegar a informação aos agricultores onde há falta de mão de obra qualificada entre os países de extensão, bem como as organizações de formação.

Oportunidades

1. Sensibilização dos consumidores e procura de alimentos saudáveis

Na última década, tem-se verificado uma tendência crescente para produtos associados a escolhas de estilo de vida, bem como à qualidade do processo, que, em última análise, justificam o pagamento de um preço mais elevado pelos produtos biológicos (Nardone *et al.*, 2004). O interesse do consumidor pelos sistemas de agricultura biológica parece estar principalmente associado aos cuidados a ter com a sua própria saúde, à nutrição e ao impacto ambiental na agricultura, bem como a considerações sobre o bem-estar dos animais (IFST, 2001). O aumento do rendimento per capita, a alteração do estilo de vida e dos hábitos alimentares, que, por sua vez, estão a aumentar a procura de produtos lácteos biológicos, tanto no mercado interno como no estrangeiro

especialmente nos países desenvolvidos como os EUA, a UE, a Argentina, o Japão e o Brasil. Além disso, a taxa de alfabetização também está a aumentar e os meios de comunicação social estão a tornar os consumidores mais conscientes e preocupados com as questões do bem-estar animal, bem como com os alimentos saudáveis e nutritivos. Estas condições podem impulsionar o consumo de alimentos biológicos a nível nacional.

2. Sistemas de alimentação à base de erva ou de resíduos de culturas

Na Índia, a maior parte dos animais é criada por pequenos agricultores e agricultores marginais, que não dispõem de recursos suficientes. Por conseguinte, estes animais são alimentados, na maior parte das vezes, com ervas e subprodutos agrícolas, como a palha. Além disso, na Índia, as práticas de cultivo de forragens nas zonas rurais são muito limitadas e, em geral, estes animais consomem arbustos e gramíneas de crescimento natural, muitas vezes de baixa qualidade em termos de análise proximal, especialmente proteínas e energia, pelo que estão muito dependentes das variações sazonais e das flutuações na produção e no fornecimento de forragens ao longo do ano, o que afecta o fornecimento de leite durante todo o ano (Meena e Singh, 2014). Calcula-se que os resíduos de culturas também contribuem, em média, com 40-60% da ingestão total de matéria seca por unidade de gado nas zonas rurais da Índia (Singh *et al.*, 2014). Mas na agricultura integrada, bem como na agricultura integrada de culturas-pecuária bem diversificada, uma maior produção de leguminosas melhorará a qualidade da alimentação e das forragens, para além de outros efeitos benéficos. A presença de concentrados nativos ricos em proteínas, como feijões e ervilhas, também contribui para minimizar a necessidade de concentrados comerciais para vacas leiteiras. A utilização da auto-sementeira de leguminosas anuais (*Trifolium* sp. e *Medicago* sp.) pode ser benéfica para os sistemas de agricultura biológica e com poucos factores de produção (Caporali e Campiglia, 2001) e os prados disponíveis também podem ser melhorados através da introdução de espécies de gramíneas com elevado valor nutritivo e de uma gestão cuidadosa do pastoreio. Este procedimento pode ser efectuado através da participação do sistema local Panchayatraj, bem capacitado e desenvolvido no continente indiano.

3. Proteção e reforço da biodiversidade e impacto social positivo

Em geral, o sistema de agricultura biológica é amigo do ambiente e também fornece energia para a atividade microbiana. Os produtos químicos destruíram muitos micróbios benéficos e espécies de insectos que, por sua vez, causaram poluição e degradação ambiental (Bello, 2008). Os produtores de gado biológico têm o mandato de gerir o estrume para a produção de culturas, reduzindo assim a contaminação das culturas, do solo ou da água e aumentando a otimização através da reciclagem de nutrientes (Chander *et al.*, 2011). Este facto será particularmente útil para melhorar a biodiversidade já degradada nas zonas da revolução verde, bem como para ajudar a manter e melhorar a base de recursos naturais, como acontece noutras zonas dominadas pela agricultura tradicional. A produção de leite biológico tem também um impacto social e económico significativo nas comunidades rurais. A principal vantagem, segundo alguns agricultores biológicos de países em desenvolvimento como a China e a Índia, é o facto de terem agora melhores padrões de vida e melhores meios de subsistência. O baixo desemprego, os bons preços dos produtos, a diminuição da emigração rural, bem como a redução dos riscos para a saúde (devido aos produtos químicos) são os resultados do sistema de agricultura biológica (Wolde e Tamir, 2016).

Ameaças

1. Dependência do mercado externo

A procura de produtos biológicos no mercado interno ainda não está em fase de desenvolvimento e o comércio internacional de produtos lácteos biológicos é considerado um negócio arriscado devido à existência de doenças, más condições sanitárias e problemas de rastreabilidade, bem como à autossuficiência dos países importadores, o que pode desencorajar os produtores na Índia. As restrições aplicadas à importação de produtos agrícolas e pecuários de países em desenvolvimento devem-se frequentemente a razões políticas e constituem também um importante fator limitativo da procura e do preço mais baixo no mercado interno.

2. Recursos naturais poluídos

A utilização extensiva de pesticidas e fertilizantes químicos ao longo das últimas décadas deixa a água, o solo e os recursos naturais contaminados e poluídos. A prevalência de resíduos de pesticidas é muito elevada na Índia, apesar do facto de o consumo médio na Índia ser muito inferior ao de muitos países desenvolvidos. A utilização intensiva de fertilizantes e pesticidas contaminou e poluiu as forragens e os concentrados de alimentos para animais, contaminando assim o leite e os seus produtos, os ovos e a carne e os seus produtos consumidos pelos seres humanos (Prasad e Chhabra, 2001). A presença de resíduos de pesticidas no leite recolhido na região de Punjab, Haryana, UP, etc., devido à utilização intensiva de fertilizantes químicos e pesticidas, registou uma tendência decrescente ao longo dos períodos, mas não deixou de existir no leite. Pesticidas organofosforados menos populares e solúveis em gordura, como a diazinona, o acefato, o forato, o malatião e o clorpirifos, foram diagnosticados em produtos alimentares com elevado teor de gordura, especialmente nos produtos lácteos (Ivey *et al.,* 1993). Foram igualmente detectados paratião-metilo, quinalfos e etião em amostras do rio Ganges e monocrotofos e malatião em águas subterrâneas de zonas de UP (Bansal e Gupta, 2000). Pesticidas com metais pesados como o mercúrio, o cádmio, o chumbo e o arsénico são os metais pesados mais comuns detectados no leite em alguns locais da Índia (Dwivedi *et al.*, 2001). No entanto, muitos estudos referem que a presença de resíduos de pesticidas nos produtos lácteos biológicos é relativamente baixa do que nos produtos lácteos convencionais (Kamboj *et al.*, 2013). O leite biológico pode não estar completamente isento de pesticidas, especialmente devido a contaminantes ambientais, se a utilização judicial não for prometida (Woese *et al.,* 1997) Por conseguinte, para o sistema de agricultura biológica, a aplicação destes factores de produção químicos deve ser interrompida não só pelo agricultor biológico, mas também nos campos circundantes.

3. Norma de produção leiteira biológica

A produção de leite biológico tem de enfrentar uma regulamentação dura e rigorosa, que tem de ser planeada e controlada por um procedimento ou mecanismo bem desenvolvido, que não existe atualmente na Índia. Devido às caraterísticas totalmente diferentes dos produtores de leite indianos, as normas aplicáveis aos produtos lácteos biológicos dos países ocidentais desenvolvidos não serão totalmente aceitáveis nem viáveis para os produtores de leite indianos.

4. Escassez de forragem

A Índia regista uma procura de $1097x10^6$ toneladas de forragens verdes e $609x10^6$ toneladas de forragens secas, contra uma oferta de $400,6 \ x10^6$ e $466x10^6$ toneladas, respetivamente. Por conseguinte, existe um défice de 63,50% e 23,56% de forragens verdes e secas em relação à procura efectiva, que aumentará para 64,21% e 24,81% até 2020 (Comissão de Planeamento, 2001). Os agricultores não poderão dedicar mais recursos de terra ao cultivo de forragens devido à forte pressão demográfica e à diminuição da disponibilidade de terras. Por outro lado, as terras de pastagem também continuam a diminuir ao longo dos anos. Por conseguinte, a situação atual de disponibilidade limitada de forragens verdes agravar-se-á ainda mais no futuro (Mishra *et al.*, 2009).

5. Desafio da gestão da nutrição

Os sistemas de produção de leite enfrentam desafios únicos de gestão de nutrientes nas explorações leiteiras. Em geral, a maioria das explorações leiteiras utiliza os grandes excedentes de nutrientes (como o NPK) como resultado das elevadas importações de nutrientes, principalmente como ração, em relação às exportações de nutrientes da exploração (principalmente como leite). Investigações efectuadas em países ocidentais indicaram que algumas explorações leiteiras biológicas podem desenvolver deficiências de fósforo, especialmente diminuindo as concentrações de fósforo no solo (Loes e Ogaard, 2001). Por conseguinte, a febre do leite, a hipocalcemia ou o tétano das gramíneas são mais frequentes na agricultura biológica do que nos sistemas agrícolas convencionais (Patra, 2007). Devido à baixa aplicação de fósforo pelos agricultores indianos e à natureza deficiente do solo indiano, esta questão pode tornar-se uma ameaça potencial para a fertilidade do solo nas explorações leiteiras biológicas.

Capítulo: 7

Transição para a produção de leite biológico certificado

1. Antes da transição: Fazer um plano

As diretrizes que se seguem baseiam-se na regra final do National Organic Program (NOP) (USDA, 2000) para a certificação da produção de leite biológico. Os agricultores que planeiam fazer a transição para a produção de leite biológico devem considerar todas as áreas seguintes, bem como o tempo e o investimento que serão necessários para cumprir os requisitos de certificação.

Um agricultor interessado em efetuar uma transição para a produção biológica deve criar um plano de transição que inclua um calendário desde o dia em que as práticas biológicas foram implementadas até ao dia em que a exploração enviará o leite biológico. Este processo demora no mínimo um ano e pode demorar até três anos, dependendo da exploração, das práticas agrícolas actuais e de quando foi aplicada a última substância proibida. A transição para o modo de produção biológico pode ser efectuada campo a campo, devendo cada campo estar isento de substâncias proibidas durante 36 meses antes da primeira colheita biológica. Os animais leiteiros necessitam de uma transição de 12 meses, que pode coincidir com o terceiro ano da transição das terras. Nalgumas situações, a exploração pode optar por comprar um rebanho de animais leiteiros biológicos certificados em vez de fazer a transição de um rebanho existente.

Antes de iniciar o processo de transição, é importante encontrar um mercado de leite biológico e decidir qual a agência de certificação biológica a utilizar. O certificador fornecerá uma candidatura e/ou um Plano de Sistema Biológico (PSO), bem como formulários de manutenção de registos para documentar a transição e a gestão da produção biológica. Durante o processo de candidatura inicial, o certificador exigirá um ano de documentação sobre a produção e a gestão do gado e três anos de informação sobre a produção da terra. Após a transição inicial e o primeiro ano de certificação, o certificador continuará a exigir um PSO anual e registos de gestão e materiais utilizados na exploração.

É importante escolher com antecedência uma agência de certificação biológica para garantir que o processo de certificação pode ser concluído a tempo. O certificador pode fornecer informações sobre os requisitos, formulários de manutenção de registos e uma lista de insumos e materiais permitidos. Todos os certificadores acreditados são obrigados a fornecer informações suficientes às pessoas que pretendem obter o processo de certificação para que possam compreender e cumprir os requisitos. Uma vez que existem diferenças regionais em termos de insumos disponíveis, condições climáticas, práticas agronómicas, etc., é sempre uma boa ideia trabalhar com um certificador que conheça bem as condições, práticas e insumos locais utilizados.

Os transportadores ou processadores que compram o leite orgânico podem ter requisitos contratuais ou de produção para além da regra final do NOP. Certifique-se de aprender sobre os seus requisitos antes de selecionar um comprador de leite orgânico e passar pelo processo de certificação orgânica do USDA. É importante saber que o processo de certificação não garante o leite orgânico no mercado. Um contrato com um comprador de leite orgânico ou mercado de leite orgânico deve ser estabelecido antes de fazer investimentos no processo de transição e certificação.

2. Orientações para a transição de efectivos leiteiros

Durante o período de transição de 12 meses, todos os animais da exploração leiteira devem ser geridos de acordo com a NOP. Isto exige que todos os alimentos para animais sejam certificados como biológicos, que todos os animais com mais de 6 meses de idade cumpram a norma de pastagem e que todos os suplementos alimentares, medicamentos, práticas de gestão da saúde e alojamento dos animais cumpram as normas biológicas. Os agricultores podem utilizar, para além dos alimentos biológicos certificados, os seus próprios alimentos cultivados nas suas terras no seu terceiro ano de transição. Estes alimentos cultivados em casa só podem ser utilizados durante o período de transição de 12 meses. Uma vez concluída a transição e certificado o efetivo, as normas exigem que todos os animais leiteiros sejam submetidos a uma gestão biológica a partir do último terço da gestação.

3. Alimentos para animais

Todos os alimentos para animais devem ser 100% biológicos certificados, pelo menos 12 meses antes da venda de leite biológico ou da colheita da terra de transição do terceiro ano da exploração (ou seja, terra onde uma substância proibida foi aplicada pela última vez há 24 a 36 meses). A ração alimentar 100% biológica inclui forragens e cereais, bem como quaisquer produtos agrícolas utilizados como agentes de transporte ou de volume em suplementos alimentares (por exemplo, farelo de aveia, etc.). A disposição relativa à alimentação com alimentos de transição do terceiro ano, criados na exploração, só é autorizada para os efectivos em transição. A partir do momento em que o efetivo é certificado e a exploração passa a expedir leite biológico, os alimentos provenientes de terras de transição não podem ser utilizados. Por este motivo, é importante planear a transição de modo a que os silos, os contentores e o armazenamento de feno estejam vazios de culturas em transição e cheios de culturas biológicas certificadas antes da conclusão do processo de transição. Durante a transição, todos os grãos e forragens comprados devem ser certificados como orgânicos. Os alimentos biológicos de "transição" (geridos organicamente durante 2-3 anos) não podem ser comprados a outros agricultores e dados a um rebanho leiteiro durante a transição. Deve guardar todos os recibos e certificados biológicos como documentação das suas compras de alimentos biológicos, certificando-se de que os recibos fornecem o nome do vendedor, a data da transação, uma cópia do certificado de estatuto biológico do vendedor e a quantidade de alimentos comprados. Estes documentos serão necessários para que o certificador e o inspetor possam verificar que o rebanho foi alimentado apenas com alimentos biológicos. Todos os suplementos alimentares, incluindo os minerais e o sal, devem incluir cem por cento de ingredientes biológicos certificados ou materiais constantes da Lista Nacional. Além disso, devem ser pré-aprovados para utilização pelo certificador. Antibióticos, produtos derivados de OGM, subprodutos animais, corantes/sabores artificiais, agentes de fluxo sintéticos e conservantes sintéticos não são permitidos em nenhum produto para alimentação animal. Se um suplemento contém óleo de soja, farinha de trigo ou melaço, por exemplo, estes são produtos agrícolas e devem ser certificados como biológicos. O certificador pode fornecer uma lista de produtos e fornecedores aprovados. O Instituto de Revisão de Materiais Orgânicos (OMRI) também fornece uma lista de insumos aprovados para culturas, gado e processamento. Atualmente, não existe um substituto do leite biológico aprovado, pelo que os vitelos devem ser alimentados com leite biológico juntamente com outros alimentos biológicos certificados. As normas orgânicas sobre pastagem são definidas como uma cultura e exigem que as explorações agrícolas tenham um plano de pastagem no seu PSO. A norma exige que, durante a época de pastagem, todos os animais com mais de 6 meses de idade recebam uma média de, pelo menos, 30% da sua matéria seca proveniente de pastagem. A duração da época de pastagem varia consoante a região. Existem requisitos específicos de manutenção de registos nas normas biológicas que se relacionam com o pastoreio, alimentação e cálculos de ingestão de matéria seca.

4. Condições de vida dos animais

Os produtores de animais biológicos devem criar e manter durante todo o ano condições de vida para os animais que favoreçam a sua saúde e o seu comportamento natural. Essas condições incluem o acesso ao ar livre durante todo o ano de todos os animais com mais de seis meses de idade e, durante a época de pastagem, a necessidade de pasto. Quando alojados, as condições de vida dos animais exigem que as camas estejam secas e limpas e que, quando são utilizadas forragens grosseiras como cama, estas sejam certificadas como biológicas. As áreas exteriores devem ser geridas de modo a evitar o escoamento de resíduos e a contaminação da água. Existem isenções que permitem aos produtores assegurar o confinamento temporário devido a situações específicas, como condições climatéricas adversas, riscos para a qualidade do solo e da água, tratamentos de saúde, reprodução e ordenha.

5. Produtos para a saúde do gado

As normas biológicas exigem que o produtor estabeleça e mantenha práticas preventivas de cuidados de saúde. A norma afirma que isto inclui a seleção de espécies e tipos de animais adequados, rações alimentares, alojamento adequado, pastagens e saneamento. Inclui também condições que permitam o exercício, a liberdade de movimentos e a redução do stress. Os produtores de leite devem seguir os requisitos de cuidados de saúde biológicos durante a transição de um ano antes da expedição para o leite biológico. Isto significa que todos os produtos de saúde com ingredientes sintéticos são proibidos de utilizar, exceto se estiverem especificamente incluídos na Lista Nacional de materiais sintéticos permitidos para utilização na produção animal biológica. As normas biológicas permitem alterações físicas, como a descorna, quando necessário para promover o bem-estar dos animais e de uma forma que minimize a dor e o stress. Não é permitido cortar as caudas do gado leiteiro.

São autorizadas vacinas e produtos biológicos sem OGM, para além dos medicamentos constantes da Lista Nacional. Alguns dos materiais da Lista têm restrições, incluindo a retenção de leite, e alguns são proibidos para uso em animais de abate. Todos os materiais de saúde devem ser listados no PSO e aprovados pelo certificador antes de serem utilizados. É proibido ao produtor reter o tratamento para manter o estatuto biológico de um animal. Se um animal for tratado com um produto proibido, o leite e a carne desse animal deixam de poder ser classificados como biológicos e o animal deve ser vendido como não biológico ou rastreado e gerido como não biológico. Devem ser mantidos registos, incluindo registos de visitas ao veterinário e de tratamentos de saúde administrados, bem como registos de mortes e abates.

6. Identificação e inventário de animais

As normas de produção biológica não exigem especificamente um sistema de identificação e inventário dos animais. No entanto, as normas de produção biológica exigem que todas as operações certificadas mantenham registos que revelem integralmente todas as actividades e transacções com o pormenor suficiente para serem facilmente compreendidas e auditadas. Durante a inspeção anual, o inspetor efectua geralmente uma auditoria a alguns ou a todos os animais para verificar o sistema de identificação, os registos dos animais e o número de animais. Algumas entidades certificadoras fornecem às explorações agrícolas formulários de registo dos animais; no entanto, a maior parte dos sistemas informatizados de registo de animais contêm detalhes suficientes para permitir uma auditoria dos registos do efetivo durante a inspeção anual. Quando os animais são comprados, as facturas e os certificados biológicos devem ser guardados e disponibilizados durante a inspeção seguinte.

7. Gado leiteiro como carne biológica

Se parte do plano da exploração for vender vacas de reforma, animais jovens ou novilhos como carne biológica, todos os animais para abate devem ter sido biológicos desde o último terço da gestação. Isto significa que a vaca-mãe deve ter estado na exploração certificada, ter sido alimentada e gerida segundo o modo de produção biológico durante os últimos três meses antes do nascimento do animal para abate. Se estiverem a ser utilizados alimentos de transição do terceiro ano para alimentar o efetivo, os animais jovens nascidos nesse ano não serão elegíveis para a venda de carne biológica. Os animais leiteiros que foram objeto de transição para o modo de produção biológico nunca poderão ser vendidos como carne biológica, mas podem dar à luz animais de carne biológica e produzir leite biológico. Os animais leiteiros aos quais foram administrados parasiticidas nunca podem ser vendidos para carne biológica.

8. Práticas de campo

Os campos, incluindo as pastagens, são considerados biológicos se tiverem decorrido pelo menos três anos desde a última aplicação de um pesticida proibido, herbicida, fertilizante sintético ou qualquer plantação de sementes tratadas com fungicidas ou culturas OGM. Se alguns campos se qualificarem como biológicos, mas outros tiverem tido aplicações recentes de produtos proibidos, a exploração agrícola pode ainda conseguir obter a certificação.

Os alimentos provenientes de campos que ainda não tenham completado a sua transição de três anos serão considerados alimentos de transição não biológicos. Os alimentos de transição do primeiro e do segundo ano podem ser vendidos no mercado convencional ou dados a animais não biológicos, tais como vitelos para serem vendidos como carne não biológica. Devem ser mantidos registos que documentem a venda ou a utilização de culturas de transição e de outras culturas não biológicas. Os alimentos de transição do terceiro ano só podem ser fornecidos durante o ano de transição de um ano para todo o efetivo.

9. Riscos de mistura e contaminação

As normas de produção biológica exigem que as operações biológicas disponham de medidas destinadas a evitar a mistura de produtos biológicos e não biológicos e a proteger os produtos biológicos do contacto com substâncias proibidas. No caso das explorações agrícolas, esta exigência pode implicar a necessidade de criar zonas-tampão nos limites de alguns campos e pode também implicar que o equipamento suscetível de ser contaminado por culturas não biológicas ou materiais proibidos seja limpo entre utilizações. Se uma exploração agrícola, um campo de golfe, um empreendimento ou outro utilizador de terras adjacente aplicar substâncias proibidas nas suas terras, deve existir uma barreira/distância adequada entre as culturas certificadas e as terras vizinhas. A barreira deve ser suficiente para impedir que as substâncias proibidas entrem em contacto com as culturas biológicas. O certificador biológico pode fornecer informações pormenorizadas sobre a distância necessária para as zonas-tampão, em função do risco de contaminação, tendo em conta as barreiras físicas, o declive, os ventos dominantes, as substâncias utilizadas pelo vizinho e os métodos de aplicação. Se forem necessárias zonas tampão, as culturas efectuadas nessas áreas não podem ser utilizadas para alimentação biológica nem vendidas como biológicas.

Se o equipamento de colheita, os semeadores, os pulverizadores, os espalhadores ou outro equipamento forem utilizados tanto na produção biológica como na não biológica, terão de ser limpos para que as culturas biológicas não sejam contaminadas com substâncias proibidas ou com alimentos não certificados. Para alguns tipos de equipamento, esta limpeza pode ser efectuada por varredura ou manualmente. Outros equipamentos podem exigir uma lavagem ou uma purga. Deve ser mantido um registo desta limpeza e disponibilizado ao inspetor durante a inspeção biológica.

10. Fertilidade do solo e factores de produção das culturas

O regulamento NOP afirma: "Um produtor deve selecionar e implementar práticas de lavoura e cultivo que mantenham ou melhorem as condições físicas, químicas e biológicas do solo e minimizem a erosão do solo". O regulamento também estabelece que o produtor deve utilizar práticas de gestão para evitar pragas, ervas daninhas e doenças nas culturas, incluindo a rotação de culturas, o saneamento e as práticas culturais. Permite a utilização de espécies predadoras para o controlo de pragas, o desenvolvimento de habitat natural para espécies predadoras e controlos não sintéticos, como armadilhas e repelentes. Permite o controlo das ervas daninhas através da cobertura vegetal com materiais totalmente biodegradáveis, da ceifa, do cultivo mecânico e do pastoreio.

A fertilidade do solo deve ser gerida através de rotações, culturas de cobertura, estrume, composto, resíduos vegetais e a aplicação de corretivos aprovados do solo. Os corretivos do solo aprovados incluem minerais não sintéticos, como o estrume, o fosfato de rocha e a cal extraída naturalmente, desde que não contenham aditivos sintéticos e não constem da lista de substâncias não sintéticas cuja utilização é proibida. As normas biológicas incluem igualmente uma lista de substâncias sintéticas autorizadas para utilização na produção vegetal biológica. A utilização de um material proibido desqualificará esse campo da produção biológica durante três anos.

Todos os insumos de fertilidade do solo, materiais de controlo de pragas ou de controlo de ervas daninhas devem ser listados no PSO e aprovados pelo certificador antes da sua utilização. Devem ser mantidos registos de utilização e os rótulos dos produtos ou os registos de compra devem ser conservados e disponibilizados durante a inspeção biológica.

11. Sementes

Os produtores de culturas biológicas são obrigados a utilizar sementes biológicas certificadas se estas estiverem disponíveis no mercado. As sementes convencionais, não tratadas, só podem ser utilizadas se for documentado que as sementes biológicas não estão disponíveis no mercado. Deve ser conservada documentação que permita verificar que as sementes não biológicas utilizadas não foram tratadas com fungicidas/insecticidas sintéticos, não são geneticamente modificadas nem inoculadas com inoculantes de bactérias fixadoras de azoto OGM.

As culturas produzidas a partir de sementes tratadas não podem ser vendidas como biológicas e a utilização de sementes tratadas desqualifica o campo da produção biológica durante três anos. Podem ser utilizados tratamentos de sementes, como inoculantes de leguminosas não geneticamente modificadas e materiais de granulação naturais à base de argila, desde que sejam aprovados para utilização biológica.

Devem ser mantidos e disponibilizados durante a inspeção biológica registos da compra de sementes, incluindo a documentação relativa à disponibilidade comercial, declarações do estatuto de não OGM e documentação de que não foram tratadas.

12. Manuseamento e higienização do leite

Todos os tipos de sistemas de ordenha são permitidos, incluindo manual, balde, estanques e salas de ordenha. Os produtos de limpeza do sistema de ordenha, os desinfectantes e os desinfectantes para as tetinas devem estar todos listados no PSO e devem ser aprovados pelo certificador antes da sua utilização.

Capítulo: 8

Benefícios dos produtos lácteos biológicos

Os produtos biológicos devem provir de animais que tenham sido objeto de uma gestão biológica contínua durante, pelo menos, um ano antes da produção do leite ou dos produtos lácteos.

A superioridade em termos de qualidade dos produtos deve-se às seguintes razões

1. O leite biológico é melhor para a saúde

O leite é um indicador perfeito que reflecte o nível de poluentes e pesticidas que contaminaram as vacas leiteiras e os lacticínios. Na nossa vida quotidiana, utilizamos uma grande variedade de produtos lácteos, como a manteiga, o leite de manteiga, o óleo de manteiga, o queijo, o leite gordo, o iogurte, o leite em pó desnatado, o gelado, o ghee, etc. O leite e os seus produtos representam uma grande parte desses produtos. O leite produzido de forma convencional pode conter resíduos de hormonas, antibióticos, produtos químicos, medicamentos utilizados nos animais leiteiros para a produção de leite em excesso e para fins de tratamento, pesticidas, antibióticos, ureia, solventes, que têm um impacto grave na saúde do indivíduo. Nas explorações de produção de leite convencionais, estas práticas são muito comuns para obter mais leite do que a sua capacidade natural. As vacas são alimentadas com proteínas inadequadas para estimular o crescimento rápido e/ou a produção de leite. Todos estes factores podem tornar o leite convencional de qualidade inferior. O consumo deste tipo de leite pode provocar uma puberdade precoce, hipersensibilidade, desequilíbrios hormonais, várias perturbações reprodutivas e certos tipos de cancro nos seres humanos. O leite proveniente de explorações leiteiras biológicas e não biológicas tem diferenças, mas o leite biológico é muito superior ao leite não biológico em muitos aspectos.

2. As diferenças que tornam o leite biológico superior

a. ALC: O leite contém ácido linoleico conjugado (CLA). O efeito funcional do CLA no corpo humano é melhorar ou reforçar o sistema imunitário e também reduzir o crescimento de tumores. As quantidades de CLA no leite biológico são significativamente mais elevadas porque estas vacas consomem maiores quantidades de erva, silagem e feno. O leite biológico tem uma quantidade significativamente mais elevada de ácidos gordos ómega 3 benéficos (Lairon e Huber, 2014) e menos ácidos gordos ómega 6 prejudiciais (Benbrook *et al.*, 2013). Um relatório de investigação da Universidade de Aberdeen, em 2004, revelou que o leite biológico continha até 71% mais ómega 3 do que o leite não biológico e tinha um rácio mais elevado de ómega 3 para ómega 6 do que o leite não biológico. O sistema de produção de leite biológico produz leite biológico que é, em média, 68%

mais rico em ácidos gordos ómega 3 do que o leite não biológico. O CLA é um ácido gordo essencial, necessário para um crescimento saudável e a sua deficiência está na origem de várias complicações de saúde que têm aumentado nos últimos anos. A inclusão regular na dieta de ácidos gordos ómega 3 ajuda a proteger contra as diferentes doenças e ajuda a reduzir a incidência de cancro, artrite, doenças cardíacas e condições inflamatórias na pele como o eczema (Annon, 2014). O leite biológico também contém quantidades mais elevadas de CLA (Mercola, 2014). O CLA aumenta a taxa metabólica, a imunidade a doenças e o crescimento muscular e também reduz as reacções alérgicas, a gordura abdominal e o colesterol (Annon, 2014).

b. Antioxidantes e vitaminas: O leite biológico tem uma quantidade 2-3 vezes maior de antioxidantes, como a luteína e a zeaxantina, do que o leite não biológico (Mercola, 2014) e a luteína é significativamente importante para a saúde dos olhos e é mais eficaz na prevenção de numerosas doenças oculares, como as cataratas e a degeneração macular. A zeaxantina também é mais importante para a saúde dos olhos. Protege o olho dos danos causados pelos raios UV e do impacto dos radicais livres. É muito benéfica na prevenção das cataratas, do glaucoma diabético e da retinopatia, bem como da degenerescência e hipoplasia macular. O leite biológico tem uma maior concentração de vitaminas, especialmente de vitamina A e de vitamina E, do que o leite convencional. Devido ao facto de as vacas leiteiras biológicas pastarem em erva fresca, forragem e trevo, o leite biológico contém cerca de 50% de vitamina E significativamente mais elevada e 75% de beta-caroteno significativamente mais elevado no leite (Nielsen e Nielsen, 2004).

c. Pesticidas: As explorações leiteiras biológicas não utilizam quaisquer pesticidas sintéticos nas pastagens onde as vacas leiteiras pastam. Enquanto nas explorações leiteiras convencionais são utilizados 500 pesticidas diferentes nas pastagens para cultivar alimentos e forragens. O principal problema com a utilização dos pesticidas, para além da sua toxicidade individual, é que todos os relatórios de investigação mostram que a forma e o efeito tóxico da reação entre os produtos químicos quando combinados no efeito de cocktail. Além disso, tem efeitos mais nefastos para as crianças, porque os seus órgãos são imaturos e o sistema imunitário está em desenvolvimento. Mas o consumo de leite biológico reduz/minimiza o risco de consumo de resíduos químicos ou substâncias tóxicas.

d. Antibióticos: Nas explorações leiteiras convencionais, as vacas leiteiras recebem regularmente antibióticos para prevenir e controlar a doença e a infeção, tanto para tratamento como para medida profiláctica. Já nas explorações leiteiras biológicas, são utilizados remédios naturais para tratar a doença das vacas leiteiras numa primeira fase e, se não resultar, passa-se ao tratamento com antibióticos. As vacas tratadas têm de ser separadas e mantidas num centro de isolamento, sendo o período de retirada preferencialmente mais longo do que o recomendado para a produção leiteira convencional.

e. OGM e solventes: A alimentação e as forragens dadas às vacas leiteiras mantidas nas explorações leiteiras biológicas devem ser isentas de OGM (organismos geneticamente modificados), ureia e extractos de solventes. O resultado é um leite isento destas substâncias.

f. As vacas **biológicas** nunca recebem derivados de animais, produtos de abate ou subprodutos na sua alimentação, o que esteve na origem da doença BSE (encefalopatia espongiforme bovina). Mas, até à data, nunca foi encontrado nenhum caso de BSE em vacas leiteiras ou explorações geridas segundo o modo de produção biológico.

g. Hormonas: As hormonas de fertilidade são utilizadas regularmente em explorações leiteiras convencionais para tratamento e programas de sincronização do cio, para garantir que os vitelos são concebidos e nascidos dentro de períodos de gestão definidos e também para sincronizar lotes de vacas ou novilhas para parirem na mesma altura. Além disso, hormonas como a rBGH (recombinant Bovine

h. A hormona de crescimento) e a oxitocina eram frequentemente utilizadas para melhorar ou aumentar a quantidade de leite ou a produção de leite e também para provocar uma fácil ejeção do leite, respetivamente. Já nas explorações leiteiras biológicas, a utilização destas hormonas era totalmente proibida e interdita.

Especificações da alimentação e do maneio das vacas leiteiras criadas segundo o modo de produção biológico

agricultura (BCMAF, 2000)

Condições	Requisitos
Alimentação	Os alimentos certificados biologicamente devem ser fornecidos durante um ano antes do início da produção de leite
Antibióticos	Deve ser limitado a um período mínimo de um mês de levantamento ou ao dobro do tempo de levantamento rotulado, consoante o que for maior
Hormonas	Estritamente não autorizado e autorizado
Práticas de saneamento	Os líquidos de limpeza das tetinas e os produtos químicos de higienização da ordenha são aprovados. No entanto, os equipamentos devem ser devidamente enxaguados, pelo menos duas vezes, com água limpa antes da ordenha
Vacinas	As vacinas para todas as doenças endémicas são permitidas e autorizadas
Condições de	Animais de criação e de ordenha:

vida	Necessita de acesso livre (se as condições climatéricas o permitirem) a pastagens biológicas durante um mínimo de 4 meses/ano	
	Vitelos:	
	Idade: 24 h a 3 meses	
	Sistema exterior :	64 pés quadrados/animal (5,95 m2/animal)
	Sistema interior :	40 pés quadrados/animal (3,72 m2/animal)
	3 mon-181,4 kg :	80 pés quadrados/animal (7,43 m2/animal)
	181,4 para a idade de reprodução :	100 pés quadrados/animal (9,29 m2/animal)
Animais	O efetivo leiteiro deve ser submetido a um período de transição de um ano para a alimentação e gestão biológicas. A substituição de fontes não certificadas deve ser submetida a um período de transição de um ano. 10% do efetivo pode ser substituído desta forma. Não são necessários touros e é proibida a tecnologia de transferência de embriões nos animais biológicos	

Capítulo: 9

Determinação da autenticidade do leite biológico

Os isótopos naturais estáveis de carbono e azoto (12C, 13C, 14N, 15N) têm abundâncias únicas para cada ser vivo. Por conseguinte, a medição do rácio de isótopos estáveis de carbono e azoto ($\delta 13C$ = 13C/12C, $\delta 15N$ = 15N/14N) no leite proporciona um método fiável para determinar a autenticidade do leite biológico (MO). A autenticidade do leite orgânico foi determinada usando $\delta 13C$ e $\delta 15N$ e relatou que a razão média do isótopo de carbono ($\delta 13C$) foi maior no leite orgânico do que no leite convencional e a razão média do isótopo de nitrogênio ($\delta 15N$) foi menor no primeiro do que no último e a combinação de $\delta 13C$ e $\delta 15N$ foi mais eficazmente distinguida entre o primeiro e o último (Chung *et al.* (2014).

Utilização de energia e emissões de gases com efeito de estufa

A produção biológica de lacticínios cria um melhor ambiente para a biologia. Nas explorações leiteiras biológicas, a produção de gado é mais intensiva do que nas práticas agrícolas convencionais. Na agricultura biológica, as pulverizações de pesticidas e os fertilizantes sintéticos são proibidos na produção de forragens e alimentos para animais e também os animais são mantidos a taxas de cozedura reduzidas. Esta condição diminui o risco de poluição (Younie e Watson, 1992) e também reduz as perdas de nutrientes a nível da exploração agrícola (Sundrum, 2001). Um estudo efectuado nos Países Baixos mostrou que a produção biológica de leite contribuía significativamente para a sustentabilidade ecológica e ambiental. O presente estudo mostrou que a emissão de gases com efeito de estufa (GEE; equivalentes de gCO2) e o potencial de acidificação (equivalentes de gSO2) por litro de leite eram 14 e 40% inferiores para o efetivo leiteiro biológico do que para o convencional (Oosting e De Boer, 2001). O sistema de produção leiteira biológica aumenta intrinsecamente a produção e a emissão de metano e, por conseguinte, só é possível reduzir o potencial de aquecimento global reduzindo as emissões de dióxido de carbono e de óxido nitroso a um nível considerável (Boer, 2003). Do mesmo modo, Bos *et al.* (2014) estimaram o consumo de energia e as emissões de gases com efeito de estufa em sistemas de produção biológica e convencional holandeses e referiram que o consumo de energia e as emissões de gases com efeito de estufa por unidade de leite em sistemas de produção biológica são ~25% e 510% inferiores aos do sistema de produção convencional. Kimming *et al.* (2014) relataram que os produtores de leite orgânico podem tornar-se auto-suficientes na produção de energia e minimizar as emissões totais de GEE da produção de leite em 46% na forma do sistema de biogás.

Capítulo: 10

Autoridades reguladoras

As normas biológicas são as regras e regulamentos pormenorizados que definem a) as práticas de produção e transformação permitidas no cultivo e fabrico de alimentos biológicos e b) as precauções que devem ser tomadas para proteger a integridade de um produto ou processo biológico (Michaud *et al.*, 1994). As normas, quer sejam internacionais ou regionais, estão ligadas a uma filosofia específica e não são simplesmente um conjunto de proibições que descrevem o que é permitido na agricultura biológica e o que tem de ser feito para gerir a exploração de forma biológica. A aplicação das normas biológicas requer inspeção e verificação e o produto final da inspeção e verificação é a certificação. A certificação garante que os produtos lácteos biológicos são produzidos, analisados, transformados e embalados de acordo com as normas da agricultura biológica. A certificação também garante que os consumidores, produtores e comerciantes não sejam afectados pela rotulagem fraudulenta de produtos não biológicos no mercado. O processo de acreditação, que é conduzido por um organismo de acreditação independente, avalia os procedimentos de inspeção e certificação de uma entidade certificadora, bem como a sua capacidade de se manter livre de interesses particulares (USDA, 2001).

Para produzir leite biológico, a exploração agrícola deve estar registada num organismo de controlo biológico registado e o sistema de produção adotado deve respeitar as normas biológicas. As cinco normas de produção biológica são importantes e aceites em todo o mundo, como o Regulamento da União Europeia (1804/1999), o projeto de orientações do Codex/OMS/FAO, a Lei dos Produtos Alimentares Biológicos dos EUA (OFPA), as normas de base da Federação Internacional dos Movimentos Agrícolas Biológicos (IFOAM) e o Registo do Reino Unido de Normas Alimentares Biológicas (UKROFS). Além disso, foi referido que, a nível mundial, existem 468 organizações que fornecem processos e serviços de certificação biológica ao sector dos lacticínios (Yadav, 2008). O maior número de organismos de certificação encontra-se na Europa (37%) e na Ásia (31%), seguidos dos países da América do Norte (18%). Os países que têm mais organismos de certificação são os Estados Unidos, o Japão, a China e a Alemanha. Quarenta por cento dos organismos de certificação são aprovados pela União Europeia, 32% têm acreditação ISO 65 e 28% são acreditados ao abrigo do Programa Nacional Biológico dos EUA.

O Departamento de Agricultura dos Estados Unidos (USDA) lançou o Programa Nacional de Produtos Biológicos (NOP) em outubro de 2002, uma autoridade que regula e sincroniza a produção, a agricultura e a comercialização de produtos biológicos nos Estados Unidos. Atualmente, todos os produtos vendidos como biológicos nos EUA devem ser produzidos, manuseados, analisados e transformados de acordo com uma única norma, ou seja, a "Regra Final" do NOP (USDA, 2000). Tendo em conta o rápido aumento da procura mundial de produtos biológicos, o Governo indiano aprovou um programa nacional de produção biológica (NPOP). Na Índia, o Programa Nacional de Produção Biológica (NPOP), sob a égide da Autoridade para o Desenvolvimento da Exportação de Produtos Alimentares Agrícolas e Transformados (APEDA), foi oficialmente lançado em 2000 e notificado ao abrigo da lei FTDR (Foreign Trade Development and Regulation) em 2001. As organizações não governamentais (ONG), o sector privado e o sector público, como a APEDA, estão a envidar esforços concertados para impulsionar a produção de alimentos biológicos na Índia. A União Europeia concedeu à NPOP a equivalência do seu regulamento relativo à agricultura biológica (EC 2092/91). Isso significa que qualquer produto certificado de acordo com a NPOP pode ter acesso imediato aos mercados europeus sem a necessidade de uma certificação separada da UE (União Europeia). O USDA também reconheceu o sistema de acreditação adotado pela Índia ao abrigo da (NPOP).

Os Programas Nacionais para a Produção Biológica (PNPO) propõem a criação de um mecanismo institucional para a aplicação das normas nacionais para a produção biológica através de uma política e de um programa nacionais de acreditação. Os objectivos do PNPO são: a) fornecer os meios de avaliação dos programas de certificação da agricultura biológica de acordo com os critérios aprovados; b) acreditar os programas de certificação; c) certificar os produtos biológicos em conformidade com as normas nacionais aplicáveis aos produtos biológicos; e d) incentivar o desenvolvimento da agricultura biológica e da transformação biológica.

As etapas do processo de certificação incluem o registo dos produtores e das indústrias de transformação, o fornecimento de informações básicas sobre os efectivos leiteiros, as culturas e a exploração agrícola e a inspeção e verificação da exploração agrícola, da unidade de transformação, dos métodos de produção e das práticas de produção pelo inspetor nomeado pela agência de certificação, como a APEDA (Agricultural Products Export Development Agency), a NSOP (National Standards for Organic Products), a USOCA (Uttarkahnd State Organic Certification Authority) nomeada pelo Governo de Uttarkahnd e a ECOCERT nomeada pelo Ministério da Agricultura, Governo da Índia, etc. Estas agências adoptaram várias medidas para melhorar a oferta de produtos alimentares biológicos, principalmente para satisfazer a procura de exportação dos países desenvolvidos. Foram feitas algumas tentativas esporádicas na Índia para produzir leite biológico de acordo com as normas prescritas. Por exemplo, o Instituto para o Desenvolvimento Rural Integrado (IIRD), uma ONG sediada em Aurangabad, criou uma fábrica de lacticínios biológicos com vacas de raças autóctones e importou formação sobre gestão biológica para uma escola de agricultura biológica (Daniel, 1999). Além disso, alguns Gaushalas/Ashrams/templos também afirmam produzir leite de forma biológica.

Agências de inspeção e certificação acreditadas

IMO Control Pvt. Ltd. Sr. Umesh Chandrasekhar Diretor No. 1314, Double Road Indira nagar, 2ª fase Bangalore-560 038 (Karnataka) Número de telefone: 080-25285883, 25201546 Fax:080-25272185 Correio eletrónico: <u>imoind@vsnl .com</u>	**Agência Indiana de Certificação Orgânica** (INDOCERT) Sr. Mathew Sebastian Diretor Executivo, Thottumugham P.O. Aluva-683 105, Cochin, (Kerala) Telefax:0484-2630908-09/2620943 Email:Mathew.Sebastian@indocert.org
Lacon Quality Certification Pvt. Ltd Sr. Bobby Issac, Diretor Chenathra, Theepany, Thiruvalla - 689 101, (Kerala) Telefax: 0469 2606447	**Agência de Certificação Orgânica Natural** Sr. Sanjay Deshmukh, Diretor Executivo Chhatrapati House, Ground Floor Near P. N. Gadgil Showroom Pune-411 038 (Maharashtra)
Correio eletrónico: laconindia@sancharnet.in	Número de telefone: 020-25457869, 56218063 Fax: 020-2539-0096 Correio eletrónico: contact@nocaindia.com
OneCert Asia Agri Certification Pvt. Ltd. Sr. Sandeep Bhargava Diretor Executivo Agrasen Farm, Vatika Road, Vatika P.O., Off Tonk, Jaipur-303 905, (Rajasthan) Telefone: - 0141-2770342 Telefax: - 0141-2771101 Correio eletrónico: info@onecertasia.in	**Bureau Veritas Certification India Pvt.** Ltd. (Anteriormente conhecido como BVQI (Índia) Pvt. Ltd.) Sr. R. K. Sharma Diretor Marwah Centre, 6th Floor Opp. Ansa Industrial Estate, Krishanlal Marwah Marg Off Saki-Vihar Road Andheri (Leste) Mumbai-400 072 (Maharashtra)

	Número de telefone: 022-56956300, 56956311
	Fax n.º 022-56956302 / 10
	Correio eletrónico: scsinfo@in.bureauveritas.com
ECOCERT India Pvt. Ltd Dr. Selvam Daniel (C.R.) Setor-3, S-6/3 & 4, Gut No. 102 Hindustan Awas Ltd. Estrada Walmi-Waluj Nakshatrawadi, Aurangabad - 431 002 (Maharashtra) N.º de telefone: 0240-2377120, 2376949 Fax n.º: 0240-2376866 Correio eletrónico: ecocert@sancharnet.in	**SGS India Pvt. Ltd**. Dr. Manish Pande Gestor de divisão - Alimentação, retalho & CSRS250, Udyog Vihar, Fase - IV Gurgaon - 122 015 (Haryana) N.º de telefone: 0124-2399990-98 Fax n.º: 0124-2399764 Correio eletrónico: namit_mutreja@sgs.com
Control Union Certifications (Anteriormente conhecida como Skal International (India)) Sr. Dirk Teichert Diretor Executivo "Summer Ville" 8th Floor 33rd - 14th Road Junction Off Linking Road, Khar (West) Mumbai -400052 (Maharasthra) Telefone 022-67255396/97/98/99 Fax 022-67255394/95 Correio eletrónico: cuc@controlunion.in cucindia@controluni on.com controlunion@vsnl.com	**Departamento de Certificação Biológica de Tamil Nadu (TNOCD), Coimbatore** Thadagam Road, Coimbatore-641013, Tamil Nadu (Índia) Tel: +91-422-2405080, Fax: +91-422 2457554. Correio eletrónico: tnocd@yahoo.co.in
Certificação biológica do Estado de Uttranchal Agência (USOCA) Diretor 12/II Vasant Vihar Dehradun-248 006 (Uttaranchal) Número de telefone: 0135-2760861 Fax: 0135-2760734 Correio eletrónico: uss_opca@rediffmail.com	**Agência de Certificação Biológica APOF (AOCA)** Sr. K. Dorairaj Diretor de Operações #3, 1st floor, 9th cross, 5th main, Jayamahal Extn, Bangalore - 560046 Número de telefone: 080-55369888

	Fax:080-23430155 Correio eletrónico: aocabangalore@yahoo.co.in
Certificação biológica do Rajastão **Agência (ROCA)** 3rd Floor, Pant Krishi Bhawan, Janpath, Jaipur 302 005 (Rajasthan) Telefone: 0141-2227104, tele-fax: 0141-2227456 Correio eletrónico: dir_rssopca@rediffmail.com	**Vedic Organic Certification Agency** Plot No. 55, Ushodaya Enclave, Mythrinagar, Miyanagar, Hyderabad - 500 050 N.º de telemóvel: 09290450666, Tel. No.: 040-65276784, Fax:040-23045338 Correio eletrónico: voca_org@yahoo.com; usha_preetham@yahoo.co.in
ISCOP (Sociedade Indiana para a Certificação de **Produtos biológicos)** Edifício Rasi, 162/163, Ponnaiyarajapuram Coimbatore - 641 001 Tamil Nadu Mob. N.º de telemóvel: 094432 43119 Tel. N.º: 0422-2544199; 0422-6586060 Correio eletrónico: profdrkkk@yahoo.com; iscopcbe@yahoo.co.in Sítio Web: www.iscoporganiccertification.org	**Food Cert India Pvt. Ltd** Quality House, H. No. 8- 2- 601/P/6, Road No. 10, Banjara Hills, Panchavati Colony, Hyderabad - 500 034 Tel. N.º: +91- 40-23301618, 23301554, 23301582 Fax: +91-40-23301583 Correio eletrónico: foodcert@foodcert.in
Aditi Organic Certifications Pvt. Ltd No. 531/A, Priya Chambers Dr. Rajkumar Road, Rajajinagar, 1st Block, Bangalore - 560010 Tel: +91-80-32537879 Fax: +91-80-23373083 Telemóvel: +91-9845064286 Correio eletrónico: aditiorganic@gmail.com Sítio	**Sociedade de Certificação de Chhattisgarh, Índia (CGCERT), Raipur** A-25, VIP Estate, Khamhardih, Shankar Nagar, Raipur-492007, Chhattisgarh (Índia) Telefax: +91-771-2283249 Correio eletrónico: cgcert@gmail.com

44

Capítulo: 11

Riscos identificados para o desempenho financeiro da unidade de produção biológica de lacticínios

1. A falta de alimentos adequados e suficientes e a incapacidade de os complementar com alimentos convencionais. Uma estratégia fundamental adoptada pelos agricultores biológicos é a redução da taxa de encabeçamento.

2. Acesso a informações, conhecimentos, recursos e estratégias sobre a conversão para a produção leiteira biológica.

3. Saúde animal, especialmente a mastite, uma vez que minimiza o número de vacas em lactação e afecta a produção total de leite e a saúde dos animais.

4. A elevada contagem de células somáticas no leite cria dificuldades também nos produtores biológicos e nas explorações leiteiras convencionais.

5. A capacidade de manter a fertilidade do solo pode afetar a produção de pastagens em determinadas épocas do ano.

6. As ervas daninhas e o seu impacto na produção e na qualidade das pastagens.

7. A restrição da utilização de azoto artificial pode limitar o número de opções em situações adversas ou de crise. Por conseguinte, é necessário um planeamento e um acompanhamento cuidadosos, podendo ser necessário consultar frequentemente os organismos de certificação biológica.

8. Existe uma série de respostas permitidas para resolver um problema, caso se pretenda manter o estatuto biológico dos animais e dos seus produtos.

9. Para contrariar estes riscos, os produtores biológicos têm de ser proactivos e preventivos na gestão e bons planeadores e gestores.

Capítulo: 12

Procedimento para iniciar a produção leiteira biológica

Estágio	Descrição
1	Assistir a: ❖ Curso de introdução de 1 dia, depois um ❖ Curso de conversão para produtos biológicos de 4 dias. Estes cursos introduzem o processo de conversão para produtos orgânicos e fornecem uma estrutura para gerir o processo.
2	Ler o máximo de material relevante possível
3	Junte-se a um grupo de discussão especializado em produtos lácteos biológicos, que normalmente se reúne mensalmente. Visite outras explorações e obtenha o máximo de informação possível sobre produtos biológicos e o processo de conversão, incluindo: ❖ custos e benefícios ❖ riscos ❖ gestão do processo de conversão ❖ saúde animal ❖ gestão dos solos e das pastagens ❖ gestão da exploração após a conversão ❖ questões relacionadas com o pessoal e a formação.
4	Iniciar as negociações preliminares do contrato de fornecimento com o seu processador de leite. Descobrir: ❖ prémios previstos para os próximos 5 anos ❖ as suas necessidades de abastecimento ❖ todas as informações, apoio e recursos de que dispõem.
5	Comece a implementar pequenas mudanças com as informações que aprendeu (se

	ainda não o fez).
6	Elaborar um plano de gestão preliminar que descreva em grande pormenor: ❖ as alterações que serão efectuadas durante o processo de conversão ❖ custos e proveitos previstos ❖ acções a tomar em situações esperadas e inesperadas e ❖ pormenores sobre a forma como irá gerir a conversão. Reveja e actualize este documento durante o processo.
7	Selecionar uma agência de certificação biológica.
8	Peça a um consultor que visite a sua exploração e faça recomendações para a conversão.
9	Analise todo o seu sistema agrícola em relação à norma de certificação biológica e identifique as principais áreas em que não está em conformidade. Inclua-as no seu plano de gestão com prazos e custos.
10	Começar a trabalhar nas áreas não conformes e gerir as áreas conformes.
11	Rever o seu plano de gestão
12	Continuar a falar e a visitar outros agricultores e peritos e obter informações, conhecimentos e recursos.
13	Organizar a primeira auditoria do certificador
14	Realizar eventuais acções corretivas na sequência da auditoria e obter o certificado.
15	Notifique o seu processador de leite e comece a fornecer-lhe leite biológico.

Capítulo: 13

Normas nacionais para a produção biológica de lacticínios

1. Gestão da criação de animais: O programa de certificação acreditado deve garantir que a gestão do ambiente animal tem em conta as necessidades comportamentais dos animais e prevê

1. Liberdade de movimentos suficiente no pasto e no estábulo

2. Ar fresco suficiente, bem como luz natural, de acordo com as necessidades dos animais

3. Proteção contra o sol excessivo, as temperaturas, a chuva e o vento, de acordo com a capacidade de resistência dos animais leiteiros

4. Área de repouso e/ou de repouso suficiente de acordo com as necessidades dos animais e, para todos os animais, deve ser fornecida cama e materiais naturais suficientes.

5. Acesso ad libitum a água fresca e a alimentos de acordo com as necessidades dos animais

6. Devem ser disponibilizadas instalações adequadas de acordo com as necessidades biológicas e etológicas das vacas leiteiras.

7. Não devem ser utilizados componentes para os materiais de construção e/ou equipamento de produção que possam ter efeitos prejudiciais para a saúde humana e animal.

8. Todos os animais devem ter acesso ao ar livre e/ou a pastagens adequadas ao tipo de animal e à sessão, tendo em conta que a idade e o estado devem ser especificados pelo programa de certificação acreditado.

9. O programa de certificação acreditado pode ser objeto de excepções nos casos em que

a. A estrutura específica da exploração ou da colónia impede esse acesso, desde que o bem-estar dos animais possa ser garantido

b. Zonas onde a alimentação dos animais com forragens frescas transportadas

c. É uma forma mais sustentável de utilizar os recursos da terra do que o pastoreio, desde que o bem-estar dos animais não seja comprometido.

d. O programa de certificação acreditado pode permitir excepções, como os animais machos, os animais doentes e os que estão prestes a dar à luz.

2. Duração do período de conversão

O leite e os seus produtos só podem ser vendidos como produtos lácteos biológicos depois de a exploração leiteira ou parte relevante da mesma ter sido objeto de conversão durante, pelo menos, 12 meses e desde que as normas de produção animal biológica tenham sido cumpridas durante o período adequado. O programa de certificação acreditado especificará a duração do período durante o qual as normas de produção animal devem ter sido cumpridas. No que respeita à produção leiteira, esse período não será inferior a um mês. Os animais presentes na exploração neste momento de conversão podem ser vendidos para carne biológica quando as normas biológicas tiverem sido cumpridas durante um ano.

3. Animal trazido

Quando não existirem animais leiteiros biológicos, o programa de certificação acreditado deve permitir a introdução de animais convencionais. Neste caso, os vitelos até às 4 semanas de idade recebem colostro e são alimentados com uma dieta que contém principalmente leite gordo. Os programas de certificação acreditados estabelecerão prazos (não superiores a 5 anos) para a implementação de animais biológicos certificados desde a conceção para cada tipo de animal. Na ausência de animais suficientes ou adequados, podem ser introduzidos animais reprodutores provenientes de explorações convencionais. Anualmente, é introduzido um máximo de 10% dos animais adultos da mesma espécie existentes na exploração. O programa de certificação acreditado autorizará a introdução de um máximo de 10% de animais reprodutores nos seguintes casos e com um prazo específico, como acontecimentos naturais ou humanos graves e imprevistos, aumento considerável da exploração e estabelecimento de um novo tipo de produção animal na exploração ou em pequenas explorações.

4. Raças e criação

O programa de certificação acreditado deve garantir que o sistema de criação se baseia em raças que podem copular e dar à luz naturalmente. A inseminação artificial só é permitida em caso de necessidade veterinária. Não são permitidas técnicas de transferência de embriões. Não são permitidos tratamentos hormonais para a indução do cio/parto/condições patológicas, exceto se aplicados a animais individuais por razões médicas e sob aconselhamento veterinário. Não é estritamente permitida a utilização de espécies ou raças geneticamente modificadas.

5. Mutilações

As mutilações não são permitidas na produção leiteira biológica. O programa de certificação acreditado deve permitir excepções como castrações, corte de cauda, descorna, anilhagem, etc.

6. Alimentação animal

O programa de certificação acreditado não estabelecerá normas para os alimentos para animais e seus ingredientes. A parte predominante (ou seja, pelo menos mais de 50%) dos alimentos para animais deve provir da própria unidade agrícola ou ser produzida em cooperação com outras explorações agrícolas biológicas da região. Os programas de certificação acreditados permitirão excepções no que se refere às condições locais, com um prazo de aplicação definido. Os alimentos para animais produzidos na unidade de exploração durante o primeiro ano de gestão biológica serão classificados como biológicos. Sempre que se revele impossível obter determinados alimentos para animais a partir de fontes de agricultura biológica, o programa de certificação acreditado permitirá que uma percentagem dos alimentos consumidos pelos animais de exploração seja proveniente de explorações convencionais, devendo ser, no máximo, 15% da ingestão de matéria seca (DMI) para os ruminantes e 20% da DMI para os não ruminantes, devendo estas percentagens ser reduzidas para 10 e 15% da DMI para os ruminantes e não ruminantes, respetivamente, no prazo de 5 anos. O programa de certificação acreditado deve permitir excepções a estas percentagens, com prazos e condições específicos, nos seguintes casos: acontecimentos naturais ou humanos graves e imprevistos, condições meteorológicas ou climáticas extremas, etc. Os seguintes produtos não devem ser incluídos/não devem ser adicionados aos alimentos para animais, tais como promotores e/ou estimulantes de crescimento sintéticos e conservantes sintéticos, aperitivos, exceto quando utilizados como auxiliares tecnológicos, corantes artificiais, ureia, resíduos de matadouros, bem como todos os tipos de excrementos e dejectos, mesmo que sejam transformados através de tecnologias sofisticadas e que os alimentos para animais sejam submetidos a extração por solventes ou à adição de agentes químicos. Não estão incluídos produtos ou organismos quimicamente modificados. Incluem-se os suplementos nutricionais, tais como vitaminas, oligoelementos e outros suplementos de origem natural, mantidos em agricultura biológica. Os animais jovens devem ser criados através de sistemas que dependam principalmente de leite biológico, de preferência da sua própria espécie. No entanto, em situações de emergência, o programa de certificação acreditado permitirá a utilização de leite proveniente de sistemas de agricultura não biológica ou de substitutos do leite à base de produtos lácteos, desde que não contenham antibióticos, aditivos sintéticos, medicamentos ou hormonas.

7. Medicina veterinária

O bem-estar dos animais é a principal consideração na escolha do tratamento de doenças/doenças. A utilização de medicamentos veterinários convencionais é autorizada quando não existe outra alternativa justificável. Se forem utilizados medicamentos veterinários convencionais, o período de retenção será o dobro do período legal, de acordo com as normas padrão. É proibida a utilização de promotores de crescimento, hormonas ou medicamentos sintéticos, substâncias sintéticas para a produção e a reprodução, a estimulação ou a supressão de promotores de crescimento naturais, exceto se forem utilizados para o tratamento individual de um animal ou se forem justificados por indicações veterinárias. São autorizadas as vacinas legalmente exigidas e as vacinas contra as doenças endémicas, prevalecentes e previstas. As vacinas geneticamente modificadas são estritamente proibidas.

8. Transporte

Ao longo das diferentes etapas do processo e do procedimento, haverá uma pessoa responsável pelo bem-estar dos animais. O manuseamento dos animais durante o transporte deve ser calmo e delicado.

Resumo do procedimento de certificação

* O pedido é apresentado à agência de certificação no formato prescrito, com os dados necessários sobre a exploração e o processo

* Análise do pedido pela agência de certificação e, se necessário, pedido de mais pormenores/esclarecimentos

* A estimativa de custos que inclui a taxa de certificação, a taxa de inspeção, as despesas de deslocação, as despesas de elaboração de relatórios, as despesas de laboratório, etc., é enviada para aceitação

* Aceitação dos custos pelo agricultor/produtor

* Assinatura do acordo entre o produtor e o organismo de certificação

* A agência de certificação procura um plano de cultivo/produção/cultivo/transformação e fornece uma cópia das normas a seguir pelo agricultor/produtor

* A agência de certificação emite uma fatura e pede ao produtor que pague antecipadamente 50% do custo da certificação

* O agricultor/produtor paga a taxa

* Elaboração do calendário de inspeção

* A inspeção é efectuada numa ou em mais do que uma ocasião

* Se necessário, pode também ser efectuada uma inspeção sem aviso prévio. Em caso de dúvida, a equipa de inspeção pode também recolher amostras de plantas/solo/matérias-primas/insumos/produtos para análise laboratorial.

* Relatório(s) de inspeção apresentado(s) ao comité de certificação

* A agência de certificação pede o pagamento final

*   O pagamento final é efectuado

*   A certificação é concedida

*   O produtor coloca o stock à venda com a marca de certificação (logótipo biológico da Índia)

Capítulo: 14

Os domínios importantes em que as iniciativas políticas devem ser tomadas são

1. Melhoria das normas biológicas: as actuais normas de produção biológica, que se baseiam nas normas básicas da IFOAM, devem ser alteradas em função das condições agro-climáticas regionais.

2. Desenvolvimento de normas regionais para colmatar o fosso entre as normas nacionais e internacionais. Devem ser desenvolvidas normas regionais para promover a comercialização de produtos biológicos nas regiões.

3. Criação de uma agência de certificação de baixo custo que os agricultores possam pagar e que seja fácil de certificar

4. Desenvolvimento de um mercado interno forte: sem um mercado interno adequado e desenvolvido, os benefícios dos produtos biológicos produzidos pelos produtores não podem ser protegidos, uma vez que os mercados internacionais estão sempre a flutuar. Assim, os consumidores urbanos de leite pagam um preço significativamente mais elevado (70-80% mais) pelo leite recolhido de vacas criadas ao ar livre ou de vacas locais, o que é um indicador justo da sua vontade de pagar um preço mais elevado por produtos de qualidade.

5. Criação de centros de crescimento para a produção biológica de lacticínios: Devem ser identificadas algumas zonas potenciais e possíveis dos países, como as zonas montanhosas, as zonas florestais e as zonas de sequeiro, onde a agricultura não está tão bem desenvolvida e a criação de animais não é intensificada, e devem ser criadas algumas agências nodais. Estas agências prestarão apoio técnico aos agricultores e tomarão medidas para a certificação e ajudarão na comercialização. O êxito destas zonas será um modelo para o resto do país.

6. Investigação e desenvolvimento: a produção biológica de leite requer investigação e desenvolvimento, a fim de aplicar os conhecimentos mais modernos e melhorar o seu desempenho. As universidades e os centros de investigação devem iniciar o programa de investigação em conjunto com os produtores de leite.

7. A formação, o programa de sensibilização e o curso de extensão devem ser fornecidos a todos os tipos de categorias de intervenientes no sistema de agricultura biológica, desde os produtores até aos consumidores, de uma forma muito elaborada.

8. O Governo tem de adotar legislação para garantir o tão necessário quadro regulamentar, em que todas as partes interessadas possam jogar num terreno equitativo.

Conclusão

A Índia possui algumas excelentes raças autóctones de bovinos e búfalos, que possuem uma resistência natural mais elevada contra muitas das doenças prevalecentes. Estas raças estão bem adaptadas e ajustadas ao clima indiano e às situações de disponibilidade de alimentos. Os proprietários de gado indianos possuem uma grande variedade de práticas indígenas e conhecimentos tradicionais para tratar os seus animais com ervas ou materiais disponíveis localmente. Por conseguinte, necessitam de um pouco de formação e de alguns incentivos para a gestão de explorações leiteiras biológicas que os possam ajudar a qualificar-se para a produção biológica de leite. Além disso, a conversão para a produção biológica de leite pode ser muito mais fácil para os produtores de leite indianos do que para os seus homólogos europeus, onde a produção convencional aumentou para um nível muito elevado de dependência dos factores de produção, de utilização excessiva de antibióticos, medicamentos, hormonas, pesticidas, aditivos alimentares, conservantes de alimentos para animais, etc. O sector leiteiro indiano, baseado em poucos factores de produção externos, tem melhores oportunidades de se converter à produção biológica, uma vez que a maioria dos agricultores indianos são produtores de leite biológico, não por opção, mas por tradição. O apoio político do governo, os incentivos, a sensibilização, a formação, o desenvolvimento de mercados fortes para o mercado interno e para a exportação podem transformar os condicionalismos numa grande oportunidade.

Capítulo: 15

Referências

Annon G. (2014). Benefícios para a saúde do leite biológico. Organic Facts, Organic Information Services Pvt. Ltd., Karnataka, Índia. http://www.organicfacts.net/organic-animal- products/organic-milk/health-benefitsof-organic-milk.html

Augustine AJ, Jokthan GE, Zarafi IC e Bivan GM. (2013). otimização das oportunidades de desenvolvimento sustentável através da agricultura biológica na Nigéria. *Jornal de Agricultura e Ciências Veterinárias* **4:** 7-11.

Bansal OP e Gupta R. (2000). Groundwater quality of Aligarh district of Uttar Pradesh (Qualidade das águas subterrâneas do distrito de Aligarh, Uttar Pradesh). *Pesticide. Res. J.* **12:** 188-194.

Barbuddhe SB e Swain BK (2008). Produção higiénica de leite: Technical Bulletin No.

11. Secção de Ciência Animal, ICAR, Goa. PP: 17.

Bello WB. (2008). Problemas e perspectivas da agricultura biológica nos países em desenvolvimento. *Ethiopian Journal of Environmental Studies and Management* **1:36-43.**

Benbrook CM, Butler G, Latif MA, Leifert C e Davis DR. (2013). A produção biológica melhora a qualidade nutricional do leite, alterando a composição de ácidos gordos: A United States- Wide, 18-Month Study. PLOS One 8(12): e82429. doi:10.1371/journal.pone.0082429.

Bengtsson J, Ahnstrom J e Weibull AC (2005). The effects of organic agriculture on biodiversity and abundance: a meta analysis. *Journal of Applied Ecology.* **42:** 261-269.

Boer A. (2003). Avaliação do impacto ambiental da produção de leite convencional e biológico. *Livestock Production Science* **80**(1-2): 69-77.

Bos JFFP, Haan JD, Sukkel W e Schils RLM. (2014). Utilização de energia e emissões de gases com efeito de estufa em sistemas de agricultura biológica e convencional nos Países Baixos. *NJAS Wageninger Journal of Life Sciences* **68**(7): 61-70.

Caporali F e Campiglia E. (2001). Aumentar a sustentabilidade dos sistemas de cultivo mediterrânicos com leguminosas anuais auto-semeadas. In: Gliessman SR (Ed.) Agroecosystem sustainability. QCRP Press LLC. PP: 15-27.

Chander M e Subrahmanyeswari B. (2013). Organic livestock farming. Direção de Gestão do Conhecimento na Agricultura, ICAR, Nova Deli. PP: 293.

Chander M, Subrahmanyeswari B, Mukherjee R e Kumar S. (2011). Organic livestock production:

an emerging opportunity with new challenges for producers in tropical countries. *Scientific and Technical Review of the Office International des Epizootices* **30:** 969 - 983.

Chander M. (2014). Produção de gado orgânico na Índia: Why, How and Road Ahead. In: Organic Farming and Sustainability, por Shetty PK, Alvares C e Yadav AK, Instituto Nacional de Estudos Avançados, Bangalore, Índia. PP: 51-67.

Devendra C. (2003). Meeting the increased demand for animal products in Asia: opportunities and challenges for research. Sítio Web: http://www.bsas.org.uk3.

Dwivedi SK, Dey S, Swarup D, Dey S e Patra RC. (2001). Envenenamento por chumbo em bovinos e búfalos perto de uma fundição primária de chumbo-zinco na Índia. *Veterinary and Human Toxicol.* 43: 9394

Fuller RJ, Norton LR, Feber RE, Johnson PJ, Chamberlain DE, Joys AC, Mathews F, Stuart RC, Townsend MC, Manley WJ, Wolfe MS, Macdonald DW e Firbank LG. (2005). Os benefícios da agricultura biológica para a biodiversidade variam consoante os taxa. *Biology Letters.* **1:** 431434.

Gabriel D, Sait SM, Hodgson JA, Schmutz U, Kunin WE e Benton TG. (2010). Scale matters: the impact of organic farming on biodiversity at different spatial scales. *Ecology Letters.* **13:** 858-869.

Gangadharan R. (2010). Peste bovina - Uma doença antiga e devastadora: Indian Experiences and Lessons Learned (Experiências indianas e lições aprendidas). In. Lessons Learned from the Eradication of Rinderpest for Controlling Other Trans boundary Animal Diseases, Proceeding of GREP Symposium and High-Level Meeting October12-15, 2010, FAO, Rome. PP: 67-69.

Ghosh SK. (2006). Âmbito da agricultura biológica integrada na Índia, com especial referência aos Estados do Nordeste. In: Organic Animal Husbandry, Concept, Standards & Practices, Division of Extension Education, IVRI, Izatnagar, UP. PP: 54-56.

Hermansen JE. (2003). Sistemas de produção animal biológica e desenvolvimento adequado em relação às expectativas do público. *Livestock Production Science* **90:** 27-39.

Hole DG, Perkins AJ, Wilson JD, Alexander IH, Grice PV e Evans AD. (2005). Does organic farming benefit biodiversity? *Biological Conservation.* **122:** 113-130.

FIDA. (2010). Relatório sobre a pobreza rural 2011: Novas realidades, novos desafios, novas oportunidades para a geração de amanhã. Roma. Itália. pp: 322.

http://www.ifad.org/rpr2011/report/e/rpr2011.pdf.

IFST. (2001). Organic food. Site internet de l'Institute of Food Science and Technology (UK): http://www.ifst.org/Ivey MC, Dehler DO e Clabonn HW (1993). Determinação do clorfenvinfos por cromatografia líquida em fase gasosa no leite, ovos e tecidos corporais de bovinos e frangos. *J. Agric.*

Food Chern. **21:** 822 - 824.

Ivey MC, Dehler DO e Clabonn HW. (1993). Determinaçâo do clorfenvinfos por cromatografia líquida em fase gasosa no leite, ovos e tecidos corporais de bovinos e galinhas. *J. Agric. Food Chern.* **21:** 822 - 824.

Jakobsen K e Hermansen JE. (2001). Agricultura biológica - um desafio para os nutricionistas. *J. Anim. Feed Sci.* **10** (Suppl. 1): 29-42.

Kamboj ML e Prasad S. (2013). Organic Dairy Farming in India: Prospects, Practiccs and Constraints (Perspectivas, Práticas e Restrições). In: New Paradigms in Livestock Production from Traditional to Commercial Farming and Beyond [Novos Paradigmas na Produção Pecuária da Agricultura Tradicional à Comercial e Mais Além]. Agrotech Publishing Academy, Udaipur, Índia. PP: 634-647.

Kamboj ML, Rai S, Prasad S, Datt C,Harika AS, Kumar N e Kumar N. (2013). Boletim técnico sobre a produção leiteira biológica. Secção de Gestão da Produção Pecuária do Instituto Nacional de Investigação dos Produtos Lácteos, Karnal, Índia. PP: 36.

Kimming M, Sundberga C, Nordberga Â, Bakyb A, Bernessona S e Hanssona PA. (2014). Substituição de energia fóssil para a produção de leite orgânico - potcnciais fontes de biomassa e reduções de emissões de gases dc cfcito cstufa. *Journal of Cleaner Production* doi:10.1016/j.jclepro.2014.03.044

Kouba M. (2003). Qualidade dos produtos animais biológicos. *Livestock Production Science* **80:** 3340.

Kumar N, Sawant S, Malik RK e Patil G. (2005). Desenvolvimento de um processo analítico para a deteção de resíduos de antibióticos no leite utilizando esporos bacterianos como biossensores (Patent Reg # IPR/4.9.1.4105074114791 deI /2006).

Lairon D e Huber M. (2014). Qualidade dos alimentos e possíveis efeitos positivos para a saúde dos produtos biológicos. Qualidade dos alimentos e possíveis efeitos positivos para a saúde dos produtos biológicos. In: Organic farming, prototype for sustainable agricultures (Eds. Bellon S e Penvern S). Springer, Países Baixos. PP: 295-312.

Looa AK e Ogaard AF. (2001). Alterações a longo prazo no fósforo cxtraível du sulo (P) em sistemas de produção leiteira biológica. *Plant and Soil* **23:** 321-332.

Meena MS e Singh KM. (2014). Cenário de produção de forragem e estratégias para revitalizar as tecnologias de produção de forragem. MPRA Paper No. 56367, ZPD, Jodhpur, Índia, recuperado de http://mpra.ub.uni-muenchen.de/56367. pp: 14.

Mercola J. (2014). Benefícios para a saúde do leite orgânico vs. convencional. Mercola.com.

http://openlibrary.org/

Michaud M, Redman M e Dalby J. (1994). Organic certification and the importation of organically produced foods. In: Handbook of organic food processing production (ed. Simon Wright), Glasgow, U.K., Blackie Academic and Professional. PP: 31-55.

Mishra AK, Rama Rao CA, Subrahmanyam KV e Ramakrishna YS. (2009). Improving dairy production in India's rain-fed agro ecosystem: constraints and strategies, *Outlook on Agriculture* **38**: 284-292.

Nardone A, Zervasb G e Ronchia B. (2004). Sustainability of small ruminant organic systems of production. *Livestock Production Science* **80**: 3-15.

Nielsen JH e Nielsen TL. (2004). Maior teor de antioxidantes no leite biológico do que no leite convencional devido à estratégia de alimentação. Newsletter do Danish Research Centre for Organic Farming. http://orgprints.org/3938/1/3938.pdf

NPOP. (2005). Programa Nacional para a Produção Biológica. Ministério do Comércio e Indústria, Nova Deli. PP: 226.

Oosting SJ e De Boer IJM. (2001). Sustentabilidade da agricultura biológica nos Países Baixos. Livro de resumos da conferência internacional sobre carne e leite de ruminantes biológicos. Atenas, Grécia, 4-6 de outubro. PP: 15.

Oruganti M. (2011). Organic Dairy Farming - A new Trend in Dairy Setor. *Veterinary World* **4**: 128-130.

Padel S. (2000). Estratégias de produção de leite orgânico. In: Hovi M, Bouilhov M (Eds.), Proceedings of the Third NAHWOA Workshop, Clermont-Ferrand, October 2000, University of Reading, UK. PP: 121-135.

Patra AK. (2007). Gestão nutricional na pecuária orgânica para melhorar a saúde e a produção de ruminantes - uma visão geral. *Livestock Research for Rural Development* **19**: 75-98.

Comissão de Planeamento. (2001). Projeto de relatório do grupo de trabalho sobre a criação de animais e a produção leiteira para o plano quinquenal (2002-2007), Governo da Índia, Nova Deli. PP: 44-46.

Prasad KSN, Chhabra A. (2001). Pesticidas organoclorados em alimentos para animais e forragens. *Indian J. Anim. Sci.* **71**: 1178 - 80.

Ronchi B e Nardone A. (2003). Contribuição da agricultura biológica para aumentar a sustentabilidade dos sistemas de criação de pequenos ruminantes mediterrânicos. *Livestock Production Science* **80**: 17-31.

Setboonsarng S. (2006). Organic Agriculture, Poverty Reduction and the Millennium Development Goals (Agricultura Biológica, Redução da Pobreza e Objectivos de Desenvolvimento do Milénio). Documento de discussão do Instituto ADB nº 54.

Singh AK (2007). Conversion to Organic Agriculture. International Book Distributing Co., Lucknow, U.P.

Singh SP, Ghosh S, Lakhani GP, Jain A, Roy B e Tiwari DK. (2014). Organic Dairy Farming: A Novel Approach in Dairy Setor. *International Journal of Livestock Research* **4:** 10-19.

Sreeram V e Gupta J. (2016). Kaheerasamruddhi-Um modelo inovador de cadeia de valor de laticínios de Kerala. *Indian Dairyman* **68:** 62-65.

Sundrum A. (2001). Organic livestock farming: A critical review. *Livestock Production Science.* **67**: 207-215.

UNCTAD. (2013). Tornar a agricultura verdadeiramente sustentável agora para a segurança alimentar num clima em mudança. Publicação da ONU. pp: 341.

http://unctad.org/en/publicationslibrary/ditcted2012d3_en.pdf

USDA. (2001). Implementation of US and global organic dairy, livestock and poultry production for international trade (http://www.fas.usda.gov/organics/product.html).

Willer H e Kilcher L. (2011). O mundo da agricultura biológica: estatísticas e tendências emergentes 2011. Federação Internacional dos Movimentos de Agricultura Biológica, Bona & Instituto de Investigação da Agricultura Biológica, Frick, Suíça, Em: www.organic- world.net/ yearbook-2011-contents.html.

Woese K, Lange D, Boess C e Bog KW. (1997). A comparison of organically and conventionally grown foods: Resultados de uma revisão da literatura relevante. *J. Sci. Food Agric. 74:* 281-293.

Wolde DT e Tamir B. (2016). A Pecuária Orgânica e o Cenário nos Países em Desenvolvimento: Opportunities and Challenges. *Global Veterinaria 16:* 399-412.

Yadav AK (2008). The strategic significance of organic farming to India, In Global Organic Agribusiness India Arrives! , Papers presented at India Organic 2008 Seminar, Westville Publishing House, New Delhi.

Younie D e Watson CA (1992). Soil Nitrate-N levels in organically and intensively managed grassland systems. *Aspects of Applied Biology. 30*: 235-238.

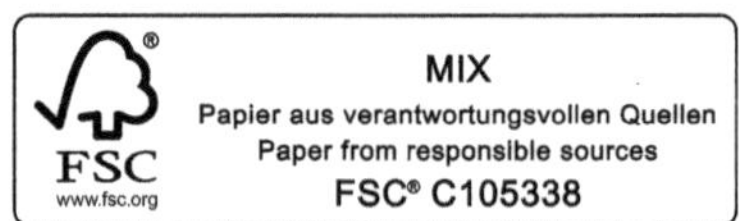

Printed by Books on Demand GmbH, Norderstedt / Germany